应考掌中宝

正常人体解剖学速记

主 编	邵水金			
副主编	国海东	唐中生	孙炽瑛	黄武帮
编 委	张黎声	姜 俊	年芳芳	郭春霞
	秦真侠	于 波	毛根金	王福波
	林正道	单 思	韩小晶	
主 审	严振国			

中国中医药出版社

·北京·

图书在版编目(CIP)数据

正常人体解剖学速记/邵水金主编.—北京:中国中医药出版社,2015.5(2021.12重印)
(应考掌中宝)
ISBN 978-7-5132-2425-3

Ⅰ.①正… Ⅱ.①邵… Ⅲ.①人体解剖学-医学院校-自学参考资料 Ⅳ.①R322

中国版本图书馆 CIP 数据核字(2015)第 040939 号

中国中医药出版社出版
北京经济技术开发区科创十三街31号院二区8号楼
邮政编码 100176
传真 010 64405721
三河市同力彩印有限公司印刷
各地新华书店经销

*

开本 880×1230 1/64 印张 4.5 字数 145 千字
2015 年 5 月第 1 版 2021 年 12 月第 4 次印刷
书号 ISBN 978-7-5132-2425-3

*

定价 19.00 元
网址 www.cptcm.com

如有印装质量问题请与本社出版部调换(010 64405510)
版权专有 侵权必究
服务热线 010 64405510
购书热线 010 64065415 010 64065413
微信服务号 zgyycbs
书店网址 csln.net/qksd/
官方微博 http://e.weibo.com/cptcm
淘宝天猫网址 http://zgzyycbs.tmall.com

前言

为了帮助中医药院校考生学习、复习和应考,我们在全国中医药院校遴选了具有丰富的专业教学经验以及相关考试辅导和培训经验的一线教师,编写了本套"应考掌中宝"丛书。本丛书以全国高等中医药院校规划教材及其教学大纲为基础,结合编者们在各自日常专业教学及各种相关考试辅导和培训中的经验,并参照研究生入学、临床执业医师资格等考试的要求编写而成。是对教材全部考点进行系统归纳的一套便携式学习、应考用书。本丛书的编写顺序与教材的章节顺序相同,可以为中医药院校本科生、专科生、中医药成人教育学生、中医执业医师资格考试人员及其他学习中医药的人员同步学习和复习提供帮助,使学习、应考者能快速掌握学习重点、复习要点和考试难点。

本丛书包括《中医基础理论速记》《中医诊断学速

记》《中药学速记》《方剂学速记》《针灸穴位速记》《推拿学速记》《内经速记》《伤寒论速记》《金匮要略速记》《温病学速记》《正常人体解剖学速记》《生理学速记》和《生物化学速记》等13个分册。本丛书具有以下特点：①内容简明直观，高频考点全覆盖；②重要考点归纳到位，符合记忆和复习规律；③浓缩精华，其"短、平、快"的形式和"精、明、准"的内容结合完美。方便考生在短时间内把握考试精髓，抓住常考点和必考点，稳而准地拿到高分，顺利通过考试。

中国中医药出版社
2015年2月

编写说明

正常人体解剖学是一门重要的医学基础课程,是学生入学后的第一门医学课程,是学习中医和西医的必修课。掌握人体形态结构,对学习其他基础和临床医学课程极其重要。众所周知,解剖学课程内容多、名词多、学习难、记忆难,给学生带来极大的学习困难,甚至在一定程度上影响了学习的积极性。如何化繁杂为简明,化难点为容易,变凌乱为有序,变枯燥为生动,使解剖学"死"的知识变得生动有趣、易懂易记,是摆在我们每一位解剖学教师面前的重要问题,同时也是教师解剖学教学中的重点和难点。本书是以全国中医药行业高等教育"十二五"规划教材、全国高等中医药院校规划教材《正常人体解剖学》(邵水金主编,中国中医药出版社2012年出版)为蓝本编写而成的,是上海中医药大学"严振国名师工作室"的研究成果,得到上海中医药大学名师传承研究工程项目(2009120)的资助。

本书在编写过程中,穿插了"难点疑点""记忆要点",列出了重点内容。对"难点疑点"和"记忆要点"以阴影加以显示,对重点内容以黑体加以区别。"难点疑点"是对教学中的难点、疑点以及易错、易混淆的概念进行解释、分析和指导。"记忆要点"运用了歌诀、谐音、数字、列表、图形、网络、对比、形象、比喻、联想、趣味、特征等记忆方法,方便学生掌握记忆。重点内容是必须掌握的知识点,同时也是考试要点。书后还附有"思考题",以帮助学生课后复习、考试之用。同时,提供了部分问答题的答案,供学生参考。

在叙述过程中,本书采用了习惯性表示法。如:动脉用"A"表示,静脉用"V"表示,神经用"N"表示,第1颈椎、第1颈髓节段用"C_1"表示,第1胸椎、第1胸髓节段用"T_1"表示,第1腰椎、第1腰髓节段用"L_1"表示,第1骶椎、第1骶髓节段用"S_1"表示,尾髓节段用"C_0"表示,其余颈、胸、腰、骶椎及其脊髓节段的表示法以此类推。

本书可供中医院校和西医院校各层次学生学习掌握解剖学知识,以及自学考试学生、夜大生、进修生、执业医师、研究生的解剖学考试强化复习,亦可供解剖学教师教学参考之用。

由于水平所限,不足之处在所难免,恳请广大读者和同道提出宝贵意见,以便再版时修订提高。

上海中医药大学

邵水金

2015 年 2 月

目录

绪论

一、人体解剖学的定义 ······ 1

二、人体的组成 ······ 1

三、解剖学的分科 ······ 2

四、解剖学发展简史 ······ 2

五、人体解剖学姿势和常用解剖学术语 ······ 2

第一章 运动系统

第一节 概述 ······ 5

一、运动系统的组成 ······ 5

二、运动系统的主要功能 ······ 5

第二节 骨学 ………………………… 6
一、总论 ………………………… 6
二、各论 ………………………… 9
第三节 关节学 ………………………… 21
一、总论 ………………………… 21
二、各论 ………………………… 24
第四节 肌学 ………………………… 37
一、总论 ………………………… 37
二、各论 ………………………… 42
第五节 体表标志 ………………………… 73
一、躯干部 ………………………… 73
二、头颈部 ………………………… 73
三、上肢部 ………………………… 74
四、下肢部 ………………………… 74

第二章 消化系统

第一节 概述 ………………………… 76
一、消化系统的组成 ………………………… 76
二、消化系统的主要功能 ………………………… 77
三、消化管的一般结构 ………………………… 77
四、胸部标志线和腹部分区 ………………………… 77

第二节　消化管 · 79
一、口腔 · 79
二、咽 · 84
三、食管 · 85
四、胃 · 86
五、小肠 · 87
六、大肠 · 88
第三节　消化腺 · 91
一、肝 · 91
二、胰 · 94
第四节　腹膜 · 94
一、腹膜的概念 · 94
二、腹膜与腹盆腔脏器的关系 · 95
三、腹膜形成的结构 · 96

第三章　呼吸系统

第一节　概述 · 101
一、呼吸系统的组成 · 101
二、呼吸系统的主要功能 · 101
第二节　肺外呼吸道 · 102
一、鼻 · 102

二、咽 ……………………………… 103
三、喉 ……………………………… 103
四、气管和主支气管 …………… 106
第三节　肺 ………………………… 107
一、肺的位置 …………………… 107
二、肺的形态和结构 …………… 107
三、肺内支气管和肺段 ………… 108
第四节　胸膜和纵隔 ……………… 108
一、胸膜 ………………………… 108
二、纵隔 ………………………… 110

第四章　泌尿系统

第一节　概述 ……………………… 112
一、泌尿系统的组成 …………… 112
二、泌尿系统的主要功能 ……… 112
第二节　肾 ………………………… 112
一、肾的形态 …………………… 112
二、肾的内部结构 ……………… 114
三、肾的位置 …………………… 114
四、肾的被膜 …………………… 115
第三节　输尿管 …………………… 115

- 一、输尿管的位置 …… 115
- 二、输尿管的分部和狭窄 115

第四节 膀胱 …… 116
- 一、膀胱的形态 …… 116
- 二、膀胱的位置 …… 117
- 三、膀胱壁的构造 …… 117

第五节 尿道 …… 117

第五章 生殖系统

第一节 概述 …… 119
- 一、生殖系统的组成 …… 119
- 二、生殖系统的主要功能 …… 119

第二节 男性生殖系统 …… 120
- 一、男性内生殖器 …… 120
- 二、男性外生殖器 …… 123
- 三、男性尿道 …… 125

第三节 女性生殖系统 …… 126
- 一、女性内生殖器 …… 126
- 二、女性外生殖器 …… 130

第六章 循环系统

第一节 概述 ······ 135
一、循环系统的组成和主要功能 ······ 135
二、血液循环的径路 ······ 138
三、血管的吻合和侧支循环 ······ 139

第二节 心血管系统 ······ 139
一、心 ······ 139
二、肺循环的血管 ······ 146
三、体循环的血管 ······ 147

第三节 淋巴系统 ······ 161
一、淋巴管道 ······ 161
二、淋巴结 ······ 163
三、全身各部的主要淋巴结 ······ 163
四、脾 ······ 165

第七章 内分泌系统

第一节 概述 ······ 173
一、内分泌系统的组成 ······ 173
二、内分泌系统的主要功能 ······ 173

第二节 内分泌器官 ……………………… 174
　一、甲状腺 ………………………………… 174
　二、甲状旁腺 ……………………………… 175
　三、肾上腺 ………………………………… 175
　四、垂体 …………………………………… 176
　五、松果体 ………………………………… 177
　六、胸腺 …………………………………… 177

第八章　感觉器

第一节　概述 ………………………………… 178
　一、感觉器的组成 ………………………… 178
　二、感受器的分类 ………………………… 178
　三、感觉器的主要功能 …………………… 179
第二节　视器 ………………………………… 179
　一、眼球 …………………………………… 179
　二、眼副器 ………………………………… 182
　三、眼的血管 ……………………………… 184
第三节　前庭蜗器 …………………………… 185
　一、外耳 …………………………………… 185
　二、中耳 …………………………………… 186
　三、内耳 …………………………………… 188

第九章 神经系统

第一节 概述 ········· 191
一、神经系统的组成和主要功能 191
二、神经系统的区分 ········· 191
三、神经组织 ········· 192
四、神经系统的活动方式 ········· 194
五、神经系统的常用术语 ········· 194

第二节 脊髓和脊N ········· 195
一、脊髓 ········· 195
二、脊神经 ········· 202
三、脊髓的节段性支配 ········· 208

第三节 脑和脑神经 ········· 209
一、脑 ········· 209
二、脑神经 ········· 218

第四节 传导通路 ········· 230
一、感觉传导通路 ········· 230
二、运动传导通路 ········· 233

第五节 内脏神经系统 ········· 236
一、内脏运动N ········· 236
二、内脏感觉N ········· 240

第六节　脑和脊髓的被膜 ………… 240
　一、硬膜 ……………………………… 240
　二、蛛网膜 …………………………… 241
　三、软膜 ……………………………… 242
第七节　脑室和脑脊液 …………… 242
　一、脑室 ……………………………… 242
　二、脑脊液 …………………………… 243
第八节　脑和脊髓的血管 ………… 243
　一、脑的血管 ………………………… 243
　二、脊髓的血管 ……………………… 245

附　录

附录一　思考题 ………………………… 246
附录二　带"＊"号问答题答案 ………… 259

绪 论

一、人体解剖学的定义

1. 定义　人体解剖学是一门研究正常人体形态结构的科学。

2. 目的　为学习其他各门医学课程打下基础。

二、人体的组成

1. 细胞　是人体结构和功能的基本单位。由细胞膜、细胞质和细胞核组成。细胞之间存在一些不具有细胞形态的物质,称细胞间质。

2. 组织　由许多形态和功能相似的细胞与细胞间质构成。四大基本组织——上皮组织、结缔组织、肌组织和神经组织。

3. 器官　由几种组织相互结合,成为具有一定形态和功能的结构。如:心、肝、脾、肺、肾。

4. 系统　结构和功能相关的一系列器官联合起来,共同执行某种生理活动。九大系统——运动、消化、呼吸、泌尿、生殖、循环、内分泌、感觉器和神经系统。

三、解剖学的分科

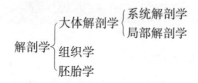

四、解剖学发展简史(略)

五、人体解剖学姿势和常用解剖学术语

(一)人体解剖学姿势

人体直立,两眼向前平视,上肢自然下垂,手掌向前,下肢并拢,足尖向前。

【难点疑点】　人体解剖学姿势与体育课的立正姿势不同之处:解剖学姿势必须掌心朝前。

(二)解剖学方位术语

上、下——近头者为上,近足者为下。

前、后——近腹者为前,近背者为后。

内侧、外侧——离前后正中线近者为内侧,反之为外侧。

内、外——近内腔者为内,反之为外。

浅、深——近皮肤者为浅,反之为深。

近侧、远侧——四肢近躯干的一端为近侧,反之为远侧。

桡侧、尺侧——前臂的内侧又称尺侧,前臂的外侧又称桡侧。

胫侧、腓侧——小腿的内侧又称胫侧,小腿的外侧又称腓侧。

【难点疑点】 容易混淆的概念:内、外与内侧、外侧。内、外是指有内腔的器官而言,如胃、小肠等;内侧、外侧一般以正中矢状面为标准,如:眼在鼻的外侧,在耳的内侧。

(三)人体的轴和面

1. 轴

(1)垂直轴 为上下方向,垂直于水平面,与人体长轴相平行的轴。

(2)矢状轴 为前后方向,与水平面平行,与人体长轴和冠状轴相垂直的轴。

(3) **冠状轴**（额状轴） 为左右方向，与水平面平行，与人体长轴和矢状轴相垂直的轴。

2. 切面

(1) **矢状面** 从前后方向，将人体纵切为左、右两部分所形成的切面。若沿人体前后正中线方向，将人体纵切为左、右完全对称的两部分的切面，则称正中矢状面。

(2) **冠状面**（额状面） 从左右方向，将人体纵切为前、后两部分所形成的切面。

(3) **水平面**（横切面） 从水平方向，将人体横切为上、下两部分所形成的切面。

【记忆要点】 矢状面切口方向为前后方向，而冠状面为左右方向，记忆时容易混淆。可以采用联想记忆法：矢状面的"矢"字是箭的意思，箭通常是向前方射出，故只要联想到箭，矢状面的方向就记住了；矢状面记住了，冠状面当然也记住了。

第一章 运动系统

第一节 概述

一、运动系统的组成

骨、骨连结和骨骼肌。

二、运动系统的主要功能

1. 运动　骨——杠杆；关节——枢纽；骨骼肌——动力。
2. 支持　构成人体的基本外形，支持体重。
3. 保护　构成体腔的壁，保护脏器。

【**难点疑点**】　容易混淆的几个概念：骨与骨骼，骨连结与关节，骨骼肌与肌组织。全身各骨通过骨连结构成骨骼；骨连结包括直接连结和间接连结，间接连结又称关节;肌组织包括心肌、平滑肌和骨骼肌。所以,在答题中,不能将"骨"写成"骨骼"、"骨连结"写成"关节"、"骨骼肌"写成"肌肉"。

第二节 骨学

一、总论

骨的数目:206 块。

骨的分部
- 躯干骨:51 块
- 上肢骨:64 块
- 下肢骨:62 块
- 颅 骨:29 块

(一)骨的形态(表 1-1)

表 1-1 骨的形态

	结构特点	分布	举例
长骨	长管状,一体两端;骨干内有骨髓腔	多位于四肢	肱骨、股骨等
短骨	呈立方形,短小	多成群分布	腕骨、跗骨
扁骨	呈板状	头、胸等处	胸骨、肋骨、颅盖骨
不规则骨	形状不规则	颅底及脊柱等处	椎骨、含气骨、籽骨等

骺软骨:幼儿长骨干与骺之间夹有一层软骨,称骺软

骨。骺软骨能不断分裂增生,又不断骨化,使骨不断长长。

骺线:成年后,骺软骨骨化所留有的一线状痕迹,称骺线。

含气骨:有些内有含气的腔的不规则骨,称含气骨,如上颌骨、筛骨。

籽骨:在某些肌腱或韧带内有形如豆状的小骨,称籽骨,多位于手掌和足底着力点,如髌骨。

【难点疑点】 掌骨、指骨、跖骨、趾骨在外形上虽然短小,但它们具有一体两端的特点,且有骨髓腔,所以亦属长骨;锁骨虽然有两端、且较长,但其没有骨髓腔,所以不属于长骨。

(二)骨的构造

1. **骨质** 由骨组织构成,是骨的主体。

骨密质:致密坚硬,分布于长骨干、其他类型骨和长骨骺的外层。

骨松质:呈海绵状,分布于长骨骺、其他类型骨的内部。

2. **骨膜** 由致密结缔组织构成的薄膜,包裹除关节面以外的整个骨面。内富含血管、神经,对骨的营养和再生有重要意义。

【难点疑点】 骨膜内层有成骨细胞和破骨细胞,分别具有产生新骨质和破坏旧骨质的作用。幼年时,功能活跃,成骨细胞使骨不断长粗(骺软骨使骨不断长长);而破骨细胞使骨骨髓腔逐步扩大。成年后,转为静止状态,一旦发生骨折,骨膜又重新恢复功能,形成骨痂,使骨折端愈合。

3. **骨髓** 位于长骨骨髓腔和骨松质间隙内。

红骨髓:位于骨松质间隙内,有造血功能,呈红色,含有不同发育阶段的红细胞和某些白细胞。

黄骨髓:位于长骨骨髓腔,无造血功能,呈黄色,含大量脂肪组织。

【难点疑点】 胎儿和幼儿,全部是红骨髓,不存在黄骨髓;5岁以后,长骨骨髓腔内的红骨髓逐渐转变为黄骨髓;成年后,长骨骨髓腔内全部为黄骨髓,而在椎骨、髂骨、肋骨、胸骨及肱骨和股骨的近侧端等的骨松质内终生都是红骨髓。

(三)骨的理化特性(表1-2)

表1-2 骨的理化特性

	有机质	无机质	性　　能
成年	1/3	2/3	有弹性、很坚硬
小儿	1/2	1/2	弹性大、硬度小、易变形
老年	1/4	3/4	弹性小、脆性大、易骨折

二、各论

（一）躯干骨

躯干骨 { 椎骨：26 块 / 胸骨：1 块 / 肋：12 对

1. **椎骨** 包括颈椎 7 块、胸椎 12 块、腰椎 5 块、骶骨 1 块(5 骶椎)、尾骨 1 块(4~5 尾椎)。

（1）椎骨的一般形态

椎体： 呈圆柱状，位于椎骨的前方。

椎弓： 为弓状骨板，附在椎体后方。

7 个突起 { 横突：1 对 / 上关节突：1 对 / 下关节突：1 对 / 棘突：1 个

【难点疑点】 几个容易互相混淆的概念：椎孔、椎管、椎间孔、横突孔。椎孔——椎体与椎弓围成的孔。椎管——所有椎骨的椎孔叠加一起形成一长管状的结构，内容纳脊髓和脊 N 根。椎间孔——相邻椎骨的椎上、下切迹共同围成的孔，内有脊 N 和血管通过。横突孔——颈椎横突上的孔，内有椎 A 通过。

第一章 运动系统 | 9

(2) 各部椎骨的主要特征

1) 颈椎 有**横突孔**。

C_1：又称**寰椎**，由前弓、后弓和侧块构成，无椎体、棘突和关节突。

C_2：又称**枢椎**，椎体上有齿突。

C_7：又称**隆椎**，棘突特别长（计数椎骨序数的标志）。

2) 胸椎 有**肋凹**，即椎体肋凹和横突肋凹。

3) 腰椎 **椎体肥大，棘突呈板状水平后伸**。相邻棘突的间隙大，常在 $L_{3,4}$ 之间进行穿刺。

4) 骶骨 由 5 块骶椎融合而成，呈倒置三角形。

$$骶骨\begin{cases} 上：骶骨底，\textbf{岬} \\ 下：骶骨尖，向下与尾骨相连 \\ 两侧：耳状面 \\ 中央：骶管，\textbf{骶管裂孔}，骶角 \\ 前面：\textbf{骶前孔} \\ 后面：骶正中嵴，\textbf{骶后孔} \end{cases}$$

5) 尾骨 由 4～5 块尾椎融合而成，呈倒置三角形，上为尾骨底，下为尾骨尖。易骨折。

2. 胸骨 为上宽下窄的长形扁骨，位于胸前壁正中。

$$胸骨\begin{cases} 胸骨柄：\textbf{颈 V 切迹}、锁切迹 \\ 胸骨体：肋切迹 \\ 剑突：为软骨，老年后骨化 \end{cases}$$

胸骨角：胸骨柄与胸骨体相连接处形成突向前方的横行隆起，两侧平对第 2 肋，为计数肋的重要标志。

> 【难点疑点】 名词解释时，必须注意概念的完整性，特别是临床意义不能缺失，否则阅卷时会扣分。如："胸骨角两侧平对第 2 肋，是计数肋的重要标志"是不可缺少的。

3. 肋　12 对，细长弓状扁骨。

$$
肋\begin{cases} 肋软骨：软骨的前端 \\ 肋骨\begin{cases} 前端：接肋软骨 \\ 体：分内、外两面和上、下两缘，\textbf{肋沟}（内面下缘） \\ 后端：肋头、颈、角，肋结节 \end{cases} \end{cases}
$$

（二）上肢骨

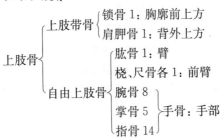

1. 上肢带骨

(1) 锁骨　位于胸廓前上部,呈"~"形,属不规则骨,在体表可触及。

锁骨 {
　内侧 2/3：凸向前
　外侧 1/3：凸向后
　内侧端：粗大,为胸骨端
　外侧端：扁平,为肩峰端
　上面：光滑
　下面：粗糙
}

(2) 肩胛骨　位于背部外上方,第 2~7 肋骨之间,为三角形不规则的扁骨。

肩胛骨 {
　三缘 {
　　上缘：**喙突**
　　内侧缘(脊柱缘)
　　外侧缘(腋缘)
　}
　三角 {
　　上角：平第 2 肋
　　下角：平第 7 肋
　　外侧角：**关节盂**
　}
　两面 {
　　前面：**肩胛下窝**
　　后面：**肩胛冈,肩峰,冈上、下窝**
　}
}

2. 自由上肢骨

(1) 肱骨　位于臂部,属长骨。

肱骨 { 上端：**肱骨头**，**小、大结节**，**小、大结节嵴**，结节间沟，外科颈，解剖颈
体：**三角肌粗隆**、**桡 N 沟**
下端：**肱骨小头**，**肱骨滑车**，冠突窝，鹰嘴窝，**内、外上髁**，**尺 N 沟**

(2) 桡骨　位于前臂外侧部，属长骨。

桡骨 { 上端：**桡骨头**、**颈**、环状关节面、桡骨粗隆
体：三棱柱形
下端：**桡骨茎突**、尺切迹、腕关节面

(3) 尺骨　位于前臂内侧部，属长骨。

尺骨 { 上端：**鹰嘴**、冠突、滑车切迹、桡切迹、尺骨粗隆
体：三棱柱形
下端：**尺骨头**、尺骨茎突

【难点疑点】　关于肱骨、尺骨和桡骨的几个特点：① 桡骨上端细小，下端粗大；尺骨上端粗大，下端细小。② 尺切迹是桡骨上的结构，桡切迹是尺骨上的结构。③ 桡 N 沟和尺 N 沟均是肱骨上的结构，而不是桡骨和尺骨上的结构。

(4) 手骨

1) **腕骨**　8 块。由桡侧向尺侧，近侧列依次为手舟

第一章　运动系统 | 13

骨、月骨、三角骨和豌豆骨;远侧列依次为大多角骨、小多角骨、头状骨和钩骨。

2)掌骨 5块。由桡侧向尺侧依次为第1~5掌骨。可分为底、体和头三部分。

3)指骨 14节。拇指为2节,其余各指为3节。分为近节指骨、中节指骨和远节指骨。由底、体、滑车(甲粗隆)构成。

【记忆要点】 将每块腕骨的名称简化成十字记忆歌诀:"舟、月、三角、豆,大、小、头状、钩"。

(三)下肢骨

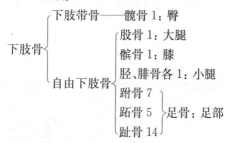

1. 下肢带骨

髋骨:位于臀部,形态不规则的扁骨。由髂骨、耻骨和坐骨组成,三骨会合处为**髋臼**,耻骨与坐骨围成**闭孔**。

(1)髂骨 髂嵴,**髂前上、下棘**,**髂后上、下棘**,髂结节,髂窝,耳状面。

(2) 坐骨　**坐骨**结节,坐骨棘,**坐骨大、小切迹**。

(3) 耻骨　髂耻隆起,**耻骨结节**,耻骨联合面。

2. 自由下肢骨

(1) 股骨　位于大腿部,属于长骨,为全身最粗大的长骨,占身高 1/4。

股骨 { 上端:**股骨头、颈,大、小转子**,转子间线,转子间嵴,颈干角
体:粗线、**臀肌粗隆**
下端:**内、外侧髁**,髁间窝,内、外上髁 }

(2) 髌骨　为全身最大的籽骨。

(3) 胫骨　位于小腿内侧部,属长骨。

胫骨 { 上端:**内、外侧髁**,髁间隆起,**胫骨粗隆**,腓关节面
体:三棱柱状
下端:**内踝**,腓切迹,踝关节面 }

(4) 腓骨　位于小腿外侧部,属长骨。

腓骨 { 上端:**腓骨头、颈**
体
下端:**外踝** }

(5) 足骨

1) 跗骨　7 块。距骨、跟骨、骰骨、足舟骨、内侧楔

骨、中间楔骨和外侧楔骨。

2) 跖骨 5块。从内侧向外侧依次为第1～5跖骨。分为底、体、头三部分。

3) 趾骨 14节。跨趾为2节,其余各趾为3节。分为近节趾骨、中节趾骨和远节趾骨。

【记忆要点】 可将每块跗骨名称的头一个字简化成记忆口诀:"距、跟、骰、舟、楔(3块)"。

(四) 颅骨

颅骨 $\begin{cases} 脑颅骨:8块 \\ 面颅骨:15块 \\ 听小骨:6块 \end{cases}$

1. 脑颅骨

脑颅骨 $\begin{cases} 单块:额骨、筛骨、蝶骨、枕骨 \\ 成对:顶骨、颞骨 \end{cases}$

2. 面颅骨

面颅骨 $\begin{cases} 单块:犁骨、下颌骨、舌骨 \\ 成对:上颌骨、鼻骨、泪骨、颧骨、下鼻甲、\\ \qquad\quad 腭骨 \end{cases}$

下颌骨——下颌体、支,**下颌角**、**头**,下颌孔、管,颏孔。

3. 颅的整体观

(1) 颅盖 有冠状缝、矢状缝、人字缝和眉弓等。

(2) 颅底

1) 颅底内面

① 颅前窝　主要结构有鸡冠、筛板、筛孔(有嗅丝通过)。

② **颅中窝**(主要结构和相关结构)

垂体窝——容纳垂体。

视 N 管——有视 N 和视网膜中央 A 通过。

眶上裂——有动眼 N、滑车 N、三叉 N 的眼 N、展 N 通过。

圆孔——有三叉 N 的上颌 N 通过。

卵圆孔——有三叉 N 的下颌 N 通过。

棘孔——有脑膜中 A 通过。

③ 颅后窝(主要结构和相关结构)

枕骨大孔——延髓与脊髓在此相续,另有椎 A 通过。

斜坡——后上方有脑干。

舌下 N 管——有舌下 N 通过。

横窦沟——有横窦经过。

乙状窦沟——有乙状窦经过。

颈 V 孔——有颈内 V、舌咽 N、迷走 N、副 N 通过。

内耳门——有面 N、前庭蜗 N 通过(与外耳道不相通)。

2) 颅底外面　鼻后孔、枕骨大孔、枕髁、舌下N管外口、**颈V孔**、颈A管外口、茎突、乳突、**茎乳孔**(有面N通过)、下颌窝、关节结节、枕外隆凸(与枕内隆凸相对应)。

(3) 颅的前面

1) 眶　位于额部下方,呈四面锥体形。

眶 ｛
- 尖:朝向后内方,视N管
- 底:朝向前外,眶上缘、眶下缘、眶上切迹(眶上孔)、眶下孔
- 上壁:颅前窝底
- 下壁:上颌窦顶,眶下沟、眶下管、眶下孔
- 内侧壁:与筛窦、鼻腔相邻,泪囊窝、鼻泪管
- 外侧壁:眶上裂、眶下裂

2) 骨性鼻腔　位于面颅中央。

鼻腔 ｛
- 顶:筛板
- 底:颚骨
- 外侧壁:上、中、下鼻甲,其下方为上、中、下鼻道
- 内侧壁:**骨性鼻中隔**(由犁骨和筛骨垂直板构成)

3) **鼻旁窦**　在鼻腔周围的颅骨内,有些是含气的空腔,与鼻腔相通。共有4对鼻旁窦,其开口如下:

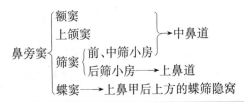

【记忆要点】 关于鼻旁窦的记忆方法：① 上颌窦、额窦、前筛小房、中筛小房位置在前，均开口于中鼻道(开口低)。② 后筛小房位置在后，其开口在上鼻道(开口高)。③ 蝶窦位于后筛小房的后方，其开口在上鼻甲后上方的蝶筛隐窝(开口最高)。④ 规律：鼻旁窦的位置在前，其开口低；位置在后，则开口要高；位置最后，开口最高。

(4) 颅的侧面 外耳门、外耳道、颧弓、颞窝、翼点。

翼点： 位于颅外侧颞窝区，为额、顶、颞、蝶四骨汇合处，呈"H"形，为薄弱区，内面有脑膜中 A 前支通过。骨折易引起颅内血肿。

4. 新生儿颅骨 新生儿颅骨没有完全发育，颅顶各骨之间有间隙，称颅囟。

骨学小结

1. 有结节的——肋结节，颞骨关节结节，肱骨大、小结节,肱骨大、小结节嵴,髂结节,耻骨结节,坐骨结节,跟骨结节等。

2. 有切迹的——椎上、下切迹,颈V切迹,锁切迹,肋切迹,桡切迹,尺切迹,滑车切迹,坐骨大、小切迹,腓切迹,下颌切迹,眶上切迹等。

3. 有粗隆的——三角肌粗隆,桡骨粗隆,尺骨粗隆,甲粗隆,臀肌粗隆,胫骨粗隆,舟骨粗隆,第5跖骨粗隆等。

4. 有突的——上、下关节突,横突,棘突,齿突,剑突,喙突,下颌骨冠突,髁突,颞骨乳突,茎突,桡骨茎突,尺骨茎突、冠突。

5. 有孔的——椎孔,椎间孔,横突孔,骶管裂孔,骶前、后孔,闭孔,坐骨大、小孔,下颌孔,颏孔,筛孔,圆孔,卵圆孔,棘孔,茎乳孔,枕骨大孔,鼻后孔,颈V孔,眶上、下孔等。

6. 有管的——椎管,骶管,颈A管,下颌管,视N管,舌下N管,眶下管,鼻泪管等。

7. 有窝的——泪囊窝,垂体窝,颅前、中、后窝,蝶筛隐窝,颞窝,下颌窝,肩胛下窝,冈上、下窝,鹰嘴窝,冠突窝,髂窝,髁间窝等。

8. 有沟的——肋沟,结节间沟,桡N沟,尺N沟,腕骨沟,脑膜中A沟,横窦沟,乙状窦沟,眶下沟等。

9. 有头的——肋头,肱骨头,肱骨小头,桡骨头,尺骨头,掌骨头,股骨头,腓骨头,跖骨头,下颌头等。

10. 有角的——骶角,胸骨角,肋角,下颌角,舌骨大、小角,肩胛骨上、下、外侧角。

第三节 关节学

一、总论

（一）直接连结

特点：两骨之间借纤维结缔组织或软骨相连,其间无间隙,几乎不能活动的连结,又称不动关节。

纤维连结——如颅骨缝连结、前臂骨间膜。

软骨连结——如椎间盘、耻骨联合。

骨性结合——如骶骨、髋骨。

（二）间接连结

特点：两骨之间借膜性囊互相连结,其间具有腔隙及滑液,有较大的活动性的连结,又称**关节**。

1. **关节的主要结构**

(1) **关节面**

关节面 $\begin{Bmatrix} 关节头 \\ 关节窝 \end{Bmatrix}$ 表面覆有关节软骨

(2) **关节囊** 附着于关节周缘及其附近的骨面上。

关节囊 { 纤维膜：外层，厚而坚韧，由致密结缔组织构成
　　　　滑膜：内层，薄而柔润，由疏松结缔组织构成，产生滑液

滑膜襞——滑膜面积大，突入关节腔。

滑膜囊——滑膜向关节囊外突出。

(3) **关节腔** 关节囊滑膜层与关节软骨之间所围成的密闭腔隙，内有少量滑液，呈负压。

2. 关节的辅助结构

(1) **韧带** 连于相邻两骨之间的致密纤维结缔组织束，加强关节的稳固性。

韧带 { 囊外韧带
　　　囊内韧带

(2) **关节盘和关节半月板**

关节盘——两关节面之间的纤维软骨板，周缘附于关节囊内面，呈圆形，周厚中薄，将关节腔分为两部分。

关节半月板——位于膝关节中的关节盘呈半月形，故名。使关节面更为适合，增加关节运动形式，减少冲击震荡作用。

(3) **关节唇** 附着于关节窝周缘的纤维软骨环，加深关节窝，使关节更稳固。

3. 关节的运动(表1-3)

表1-3 关节的运动

运动形式	运动的轴	关节的动作
屈、伸	冠状轴	两骨靠拢、角度变小为屈,反之为伸
内收、外展	矢状轴	向躯干靠拢为内收,反之为外展
旋内、旋外	垂直轴	骨的前面转向内侧为旋内,骨的前面转向外侧为旋外
环转	两轴或三轴	关节头原位转动,骨的远端做圆周运动

【难点疑点】 勿将骨连结等同于关节,并注意下列运动形式的特殊性:① 一般向前为屈,向后为伸;而膝关节以下相反,即向前为伸,向后为屈。如膝关节向前为伸膝关节,向后为屈膝关节;踝关节向前为伸踝关节,向后为屈踝关节。② 拇指与手掌面的角度减小为屈,反之为伸。③ 前臂的旋内又称旋前,前臂的旋外又称旋后。④ 伸踝关节又称背屈,屈踝关节又称跖屈。⑤ 踝关节内收又称内翻位,外展又称外翻位。⑥ 环转不要与旋转(包括旋内、旋外)混同。

二、各论

（一）躯干骨的连结

1. 椎骨间的连结

（1）**椎间盘**

数目：共有23块。

位置：位于相邻两椎体之间。最上一个在$C_{2,3}$之间，最下一个在L_5与骶骨之间。

组成 $\begin{cases} 纤维环：周围部，纤维软骨环 \\ 髓核：中央部，弹性胶状物质 \end{cases}$

作用：连接椎体、承受压力、吸收震动、减缓冲击和有利于脊柱运动。

临床意义：椎间盘突出症（腰）。

【记忆要点】 椎间盘共有23块，位于相邻椎体之间。最上一个在$C_{2,3}$之间，椎间盘总数正好与最上椎间盘在$C_{2,3}$（顿号去掉）的数字相同，这样只要记住最上一个椎间盘所在的位置就可以了。同时要注意的是：椎间盘的数目是23块，不能因为椎骨有26块，推想椎间盘数目为25块。

（2）**韧带**

前纵韧带——位于椎体前面，防止脊柱过度后伸和椎间盘向前脱出。

后纵韧带——位于椎体后面,防止脊柱过度前屈和椎间盘向后脱出。

黄韧带(弓间韧带)——位于相邻椎弓板之间,协助围成椎管和防止脊柱过度前屈。

棘上韧带——连结棘突尖的韧带,防止脊柱过度前屈。

棘间韧带——位于相邻棘突之间的韧带。

项韧带——位于项部正中线上,呈矢状位的板状韧带。

(3) 关节

关节突关节——由相邻椎骨的上、下关节突组成。

腰骶关节——由 L_5 的下关节突与骶骨上关节突组成。

寰枕关节——由枕骨枕髁与寰椎上关节凹组成。

寰枢外侧关节——由寰椎下关节面与枢椎上关节面组成。

寰枢正中关节——由枢椎齿突与寰椎前弓后面的齿突凹、寰椎横韧带组成。

钩椎关节(Luschka 关节)——位于下 6 个颈椎体之间,共 5 对,由椎体上面两侧缘的椎体钩与上位椎体下面两侧缘的陷凹构成。此关节过度增生,引起椎间孔狭窄,压迫脊 N,可导致颈椎病。

> 【难点疑点】 椎骨由椎体和椎弓两部分组成,因此椎骨的连结可分为椎体间的连结和椎弓间的连结两大类。特别注意的是椎骨间的连结不等同于椎体间的连结。位于椎体间的连结有椎间盘、前纵韧带、后纵韧带和钩椎关节,位于椎弓间的连结有黄韧带、棘上韧带、棘间韧带、项韧带、关节突关节、腰骶关节等。

2. 脊柱

(1) **组成** 由 24 块分离椎骨、1 块骶骨和 1 块尾骨,借椎间盘、韧带和关节连结而成。

(2) 整体观 长约 70 cm,清晨比傍晚高 1~2 cm,全部椎间盘厚度约为脊柱 1/4。

前面观:椎体自上而下,逐渐加宽。

后面观:棘突连贯成纵嵴。

侧面观 $\begin{cases} 颈曲:凸向前 \\ 胸曲:凸向后 \\ 腰曲:凸向前 \\ 骶曲:凸向后 \end{cases}$

(3) 功能

1) 支持(体重)。

2) 保护(脊髓、脊 N 和内脏)。

3) 运动(前屈、后伸、侧屈、旋转、环转和弹拨运动)。

3. 胸廓

(1) **组成** 由12个胸椎、1块胸骨和12对肋,借关节、胸椎间盘和韧带连结而成。

(2) 连结

肋头关节——由肋头与椎体肋凹组成。

肋横突关节——由肋结节与横突肋凹组成。

直接连结(胸肋结合)——第1对肋软骨直接与胸骨柄相连。

胸肋关节——由第2~7对肋软骨与胸骨侧缘的肋切迹组成。

肋弓——第8~10肋软骨依次连于上位肋软骨构成。

浮肋——第11、第12肋的前端游离于腹壁肌中。

(3) 整体观 近似圆锥形,左右径长,前后径短,上窄下宽。

胸廓上口——由T_1、第1对肋和胸骨柄上缘围成。

胸廓下口——由T_{12}、第11、第12对肋前端,左、右肋弓和剑突围成。

肋间隙——相邻两肋之间的空隙。

胸骨下角——左、右肋弓在正中线形成向下开放的夹角。

剑肋角——一侧肋弓和剑突之间的夹角。

胸腔——为胸廓的内腔,内有心、肺、气管、食管、大血管、N等。

(4) 功能

1) 保护(胸腔脏器)。

2) 支持(胸腔脏器)。

3) 运动(胸式呼吸运动,即在肌的作用下,胸廓可扩大和缩小,协助吸气和呼气)。

【难点疑点】 锁骨虽然在胸廓上口的周围(它属于上肢骨),但锁骨既不参与胸廓上口的围成,又不参与胸廓的组成。

(二) 上肢骨的连结

1. 上肢带连结

(1) 胸锁关节 为上肢和躯干连结的唯一关节。由锁骨的胸骨端、胸骨的锁切迹和第1肋软骨的上面组成。关节内有关节盘。可做前后、上下、旋转、环转运动。

(2) 肩锁关节 由锁骨的肩峰端与肩胛骨的肩峰组成,是微动关节。

2. 自由上肢连结

(1) **肩关节**

1) 组成 由肩胛骨关节盂和肱骨头组成。

2) 特点 ① 肱骨头大,关节盂浅而小,有盂唇加深,只能容纳1/4~1/3肱骨头。② 囊薄而松弛,内有肱二头肌长头腱通过。③ 囊的上部、后部和前部都有肌和肌腱加强,但前下部较薄弱,易向前下方脱位。④ 囊上方有喙肩韧带加强。

3)运动 全身最灵活的关节。能作屈、伸、内收、外展、旋内、旋外和环转运动。

(2) 肘关节

1) **组成** 由肱骨下端和桡、尺骨上端组成,包括下列三对关节。

肱桡关节——由肱骨小头与桡骨头关节凹组成。

肱尺关节——由肱骨滑车与尺骨的滑车切迹组成。

桡尺近侧关节——由桡骨环状关节面与尺骨的桡切迹组成。

2) 特点 ① 三个关节由一个关节囊包裹。② 囊前、后壁薄而松弛;两侧壁厚而紧张,有桡侧副韧带和尺侧副韧带加强;后壁最薄弱,常见桡、尺两骨向后脱位。③ 桡骨头周围有桡骨环状韧带(幼儿4岁以前,易发生桡骨头半脱位)。

【难点疑点】 肘后三角由肱骨内、外上髁和尺骨鹰嘴三点组成。① 当肘关节伸直时,三点位于一条直线上。② 当肘关节屈曲90°时,三点连线成等腰三角形。③用于鉴别：当肘关节后脱位时,三点位置关系发生改变;当肱骨髁上骨折时,三点位置关系不变。

3) 运动　能做屈、伸运动和前臂旋前、旋后运动。

(3) **前臂骨间的连结**

前臂骨间膜——有中间位、旋前位和旋后位三种。只有中间位时,骨间膜紧张,故前臂桡、尺骨骨干骨折时,应将前臂固定在中间位。否则,骨间膜挛缩,影响愈后前臂的旋转功能。

桡尺近侧关节(见肘关节)。

桡尺远侧关节——由桡骨的尺切迹、尺骨头的环状关节面及尺骨下方的关节盘组成。

【难点疑点】　桡尺远侧关节、桡尺近侧关节与肱桡关节共同完成前臂的旋前、旋后,属联合关节。

(4) **手关节**　包括桡腕关节、腕骨间关节、腕掌关节、掌骨间关节、掌指关节和指骨间关节。

桡腕关节(腕关节)

1) **组成**

关节窝——由桡骨下端的腕关节面、尺骨下方的关节盘构成。

关节头——由手舟骨、月骨和三角骨的近侧关节面构成。

2) 特点 关节囊松弛,关节腔宽广,关节囊的两侧有腕桡侧副韧带和腕尺侧副韧带加强。

3) 运动 可做屈、伸、内收、外展和环转运动。

【难点疑点】 尺骨不参与桡腕关节的组成,只是尺骨下方的关节盘参与;豌豆骨亦不参与桡腕关节组成。

(三) 下肢骨的连结

1. 下肢带连结

(1) 髋骨和骶骨的连结

骶髂关节——由骶骨和髂骨的耳状面组成,关节囊紧张、有坚强的韧带加固,活动极小。

韧带——有骶结节韧带和骶棘韧带。两韧带与坐骨大、小切迹围成**坐骨大、小孔**。

(2) 髋骨间的连结

耻骨联合——由左、右两侧耻骨联合面借纤维软骨构成的耻骨间盘连结而成。

耻骨弓——位于耻骨联合下方,为左、右两侧坐骨支和耻骨下支相连形成的骨性弓。

(3) 骨盆

1) **组成** 由骶骨、尾骨及左右髋骨,借关节和韧带连结而成。

2) 分部 以界线分为大骨盆和小骨盆。

小骨盆上口——由骶骨岬至耻骨联合上缘两侧的连线围成,即界线。

小骨盆下口——由尾骨、骶结节韧带、坐骨结节和耻骨弓等围成。

骨盆腔——为骨盆上、下两口之间的空腔。

3) 功能　支持体重,保护盆腔脏器,在女性还是胎儿娩出的产道。

4) **性差**(表 1-4)

表 1-4　骨盆的性差

	男　性	女　性
骨盆外形	窄而长	宽而短
骨盆上口	较小,似桃形	较大,似圆形
骨盆腔形态	漏斗形	圆桶状
耻骨下角	70°～75°	90°～100°

【记忆要点】　骨盆的性差可用图形来帮助记忆:男性骨盆外形用"▯"表示窄而长,骨盆上口用"♡"表示桃形,盆腔形态用"▽"表示漏斗形,耻骨下角用"∠"表示 70°～75°;女性骨盆外形用"▭"表示宽而短、骨盆上口用"○"表示圆形,盆腔形态用"⌷"表示圆桶状,耻骨下角用"∟"表示 90°～100°。

2. 自由下肢连结

(1) **髋关节**

1) 组成　由股骨头与髋臼组成。

2) 特点　① 头大臼深,有髋臼唇加深,可容纳股骨头的2/3。② 囊紧张而坚韧,股骨颈前面全部在囊内,后面外侧1/3在囊外,故股骨颈骨折有囊内、囊外及混合性之分。③ 囊外有髂股韧带、耻股韧带和坐股韧带加强,后下壁薄弱,易向下方脱位。④ 囊内有股骨头韧带。

3) 运动　能做屈、伸、内收、外展、旋内、旋外和环转运动,与肩关节运动形式一样,但没有肩关节活动范围大。

【记忆要点】　肩、髋关节在组成、结构和功能上进行比较(表1-5),便于记忆。

表1-5　肩关节与髋关节的比较

	肩 关 节	髋 关 节
组成	关节盂、肱骨头	髋臼、股骨头
特点	头大盂浅,盂唇	头大臼深,髋臼唇
	容纳肱骨头1/4~1/3	容纳股骨头2/3
	囊薄而松弛	囊厚而紧张
	囊内有肱二头肌长头腱通过	囊内有股骨头韧带

(续表)

	肩 关 节	髋 关 节
特点	囊前方、上方和后方有肌、肌腱,上方还有喙肩韧带	囊前方、前下和后上部有髂股、耻股和坐股韧带
	囊前下方薄弱,易前下方脱位	囊后下方薄弱,易后下方脱位
运动	屈、伸、内收、外展,旋内、旋外和环转,全身最灵活的关节	同肩关节,但不如肩关节活动范围大

(2) **膝关节** 人体最大最复杂的关节。

1) 组成 由股骨内、外侧髁和胫骨内、外侧髁及前方的髌骨组成。

2) 特点 ① 囊广阔松弛,囊前方有髌韧带,两侧有胫侧副韧带和腓侧副韧带。② 囊内有韧带和半月板。前交叉韧带——伸膝紧张,防止胫骨前移。后交叉韧带——屈膝紧张,防止胫骨后移。内侧半月板——较大,呈"C"形。外侧半月板——较小,呈"O"形。③ 翼状襞:内有脂肪组织,充填关节腔内的间隙。④ 髌上囊:内有滑液,减少摩擦。

3) 运动 能做屈、伸运动;屈膝时,能作轻微的旋内、旋外运动。

【难点疑点】 腓骨头虽然在膝关节周围,但不参与膝关节的组成。

【记忆要点】 膝关节的内侧半月板较大,呈"C"形;外侧半月板较小,呈"O"形,可以用"Co"来记忆。"Co"正好是钴元素的元素符号,"C"在左侧以示内侧半月板,大写表示较大,本身是"C"表示"C"形;"o"在右侧以示外侧半月板,小写表示较小,本身是"o"表示"O"形,这样就只要记钴元素就可以了。

(3) **小腿骨间的连结**

胫腓关节——位于胫、腓骨上端。

胫腓连结——位于胫、腓骨下端。

小腿骨间膜——位于两骨干之间。

(4) **足关节** 包括距小腿关节、跗骨间关节、跗跖关节、跖骨间关节、跖趾关节和趾骨间关节。

距小腿关节(踝关节)

1) **组成** 由胫、腓骨下端的踝关节面和距骨滑车组成。

2) **特点** ① 囊前、后壁薄而松弛,内侧有内侧韧带(三角韧带),外侧有距腓前韧带、距腓后韧带和跟腓韧带(较薄弱,易内翻位扭伤)。② 距骨滑车呈前宽后窄。背屈时——滑车前宽部嵌入关节窝内,被内、外踝夹紧,稳定性好。跖屈时——只有滑车后窄部位于关节窝内,有轻微侧方运动,稳定性差。故踝关节扭伤多发生在跖屈的情况下。

3) 运动 主要做背屈、跖屈运动;当跖屈时,能作轻微的内收、外展运动。

> 【难点疑点】 踝关节的扭伤以跖屈内翻位多见,常造成外侧韧带损伤;踝关节的主要运动形式是背屈、跖屈运动。

(5) 足弓

1) 定义 为跗骨、跖骨借韧带和肌肉的牵拉,形成凸向上的弓,有足纵弓和足横弓。足纵弓较明显,站立时以跟骨结节和第1、第5跖骨头三点着地。

2) 作用 增加了足的弹性,缓冲震荡,保护足底N、血管免受压迫。

(四) 颅骨连结

颞下颌关节(下颌关节)

(1) 组成 由颞骨的下颌窝和下颌骨的下颌头组成。

(2) 特点 ① 囊松弛,囊前部薄、后部厚,有外侧韧带加强。② 关节囊内有关节盘。

（3）运动　能做开口、闭口，前进、后退和侧方运动。张口过大时，下颌头和关节盘向前滑至关节结节的前方而不能退回关节窝，造成关节前脱位。

关节学小结

1. 有关节盘或半月板的关节——胸锁关节、桡腕关节、颞下颌关节、膝关节等。
2. 既有关节内软骨又有关节内韧带的关节——只有膝关节。
3. 有关节内韧带的关节——髋关节、膝关节。
4. 有关节唇的关节——肩关节、髋关节。
5. 能做环转运动的关节——肩关节、桡腕关节、髋关节、脊柱。
6. 属联合关节的——桡尺近、远侧关节与肱桡关节，两侧颞下颌关节等。

第四节　肌学

一、总论

肌可分为平滑肌、心肌和骨骼肌。

平滑肌——分布于内脏的中空器官和血管壁，属不随意肌。

心肌——构成心脏,属不随意肌。

骨骼肌——附着于骨骼表面,属随意肌。数量多,约有 600 多块。

【难点疑点】 通常我们所说的"肌"和"肌肉"是指骨骼肌。

(一)肌的形态和构造

1. 肌的形态(表 1-6)

表 1-6 肌的形态

分类	结构特点	分布	举例
长肌	呈梭形、带形、羽毛状	四肢	肱二头肌、股二头肌等
短肌	短小、束状,有节段性	躯干深层	肋间内、外肌等
阔肌	扁而薄	胸腹壁	斜方肌、背阔肌等
轮匝肌	呈环状	孔裂周围	口、眼轮匝肌等

2. 肌的构造

肌腹——肌纤维,色红,柔软,有弹性,有收缩力。

肌腱——腱纤维,色白,强韧,无收缩力。

【难点疑点】 肌腱、中间腱、腱划、腱膜、腱鞘、韧带的区别:① 肌腱——位于肌腹的两端,由腱纤维构成,强韧而无收缩力。② 中间腱——位于两个肌腹之间的肌腱,如二腹肌的中间腱。③ 腱划——是指将肌腹分割成多个肌腹的肌腱,如腹直肌的腱划。④ 腱膜——是指阔肌上呈薄片状的肌腱(中间腱、腱划、腱膜,此三者均属肌腱范畴,只是表现形式不同)。⑤ 腱鞘——是套在长腱周围的鞘管。⑥ 韧带——是位于关节周围或关节囊内的致密结缔组织。

(二) 肌的起止和作用

1. 肌的起止

起点(定点)——在固定骨上的附着点。

止点(动点)——在移动骨上的附着点。

【难点疑点】 一般接近身体正中线或肢体近侧端的附着点是起点,反之则为止点。起、止点在一定的条件下,可以互换。

2. 肌的作用

动力作用——有一定收缩力,完成各种动作,如行走、跑跳。

静力作用——有一定张力,保持一定姿势,维持平衡,如坐、立。

(三) 肌的配布和命名

1. 肌的配布

拮抗肌——一个运动轴的相对侧有两个作用相反的肌或肌群,称拮抗肌。如肱二头肌(屈肘关节)与肱三头肌(伸肘关节)。

协同肌——在运动轴一侧,作用相同的肌,称协同肌。如肱二头肌、肱肌、肱桡肌、旋前圆肌(屈肘关节)。

2. 肌的命名 按肌肉形状、大小、位置、起止点及作用等命名的。了解和掌握肌的命名原则,有助于学习和记忆。

按形态命名的——如斜方肌、菱形肌、三角肌、大圆肌、前锯肌等。

按位置命名的——如冈上肌、冈下肌、肋间肌等。

按肌头数目命名的——如肱二头肌、股四头肌、股二头肌等。

按起止点命名的——如胸锁乳突肌、胸骨舌骨肌、喙肱肌等。

按作用命名的——如旋后肌、大收肌、肩胛提肌等。

按肌束方向命名的——如腹直肌、腹横肌、腹外斜肌等。

按肌的大小和位置命名的——如胸大肌、胸小肌、腰大肌等。

按几个原则综合命名的——如桡侧腕长、短伸肌及指浅、深屈肌等。

(四)肌的辅助装置

1. 筋膜

浅筋膜(皮下筋膜)——真皮之下,为疏松结缔组织,内含脂肪、浅血管、皮 N、浅淋巴结和淋巴管等。

深筋膜(固有筋膜)——浅筋膜深面,为致密结缔组织,包被体壁、肌和血管、N 等,形成肌间隔和筋膜鞘。

2. **滑膜囊** 多为密闭的结缔组织囊,内有少量滑液,有的独立存在,有的与关节腔相通,多存在于肌腱与骨面之间,减少摩擦。滑膜囊慢性损伤或感染后,形成滑膜囊炎。

3. **腱鞘** 套在长腱周围的鞘管,多位于手足摩擦较大的部位,如腕部、踝部、手指掌侧和足趾跖侧。有约束肌腱、减少摩擦作用。腱鞘损伤后,局部疼痛,临床上称腱鞘炎。

$$腱鞘\begin{cases}纤维层(腱纤维鞘)\\滑膜层(腱滑膜鞘)\begin{cases}脏层\\壁层\end{cases}\end{cases}$$

二、各论

（一）躯干肌

1. 背肌

背肌
- 浅层
  - 斜方肌
  - 背阔肌
  - 肩胛提肌
  - 菱形肌
- 深层：竖脊肌（骶棘肌）

（1）**斜方肌**

位置：位于项部、背上部，三角形，两侧合成斜方形。

起点：枕外隆凸、项韧带和全部胸椎棘突。

止点：锁骨外侧段、肩峰和肩胛冈。

作用
- 全肌收缩，使肩胛骨向脊柱靠拢
- 上部肌束收缩，可上提肩胛骨
- 下部肌束收缩，可下降肩胛骨

（2）**背阔肌**

位置：位于背下部、胸侧部，全身最大的阔肌，三角形。

起点：下6个胸椎和全部腰椎棘突、骶正中嵴、髂嵴后部。

止点：肱骨小结节嵴。

作用:使肩关节内收、旋内和后伸。当上肢上举被固定时,有上提躯干的作用。

(3)**竖脊肌**

位置:位于脊柱两侧的沟内,为背肌中最长、最大的肌。由外侧向内侧依次由**髂肋肌**、**最长肌**和**棘肌**三列肌束组成。

起点:骶骨背面、髂嵴后部。

止点:椎骨、肋骨、颞骨乳突。

作用:脊柱后伸、仰头,维持直立姿势。此肌受累,易造成腰肌劳损。

胸腰筋膜:包裹在竖脊肌和腰方肌的周围,在腰部特别增厚,可分浅、中、深三层。浅层位于竖脊肌的后面,向内侧附于棘上韧带,向外侧附于肋角;中层分隔竖脊肌和腰方肌;深层覆盖腰方肌的前面,三层筋膜在腰方肌外侧缘会合。由于腰部活动度大,胸腰筋膜常可扭伤,是造成腰肌劳损病因之一。

2. 胸肌

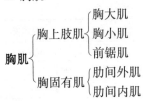

胸大肌

位置:位于胸廓前壁的大部,呈扇形,宽而厚。

起点:锁骨内侧半,胸骨和第1~6肋软骨。

止点:肱骨大结节嵴。

作用:使肩关节内收、旋内和前屈。当上肢固定时,可上提躯干,提肋助吸气。

3. 膈

位置:封闭胸廓下口,位于胸、腹腔之间,向上呈穹隆状扁薄阔肌。周围为肌质部,中央为腱性部,称中心腱。

起点:胸廓下口的周缘和腰椎前面。

止点:中心腱。

作用:膈为主要的呼吸肌。收缩时,圆顶下降,胸腔变大,助吸气;舒张时,则相反。与腹肌同时收缩,腹压加大,协助排便、咳嗽、呕吐、分娩。

膈肌上的三个裂孔(表1-7)。

表1-7 膈的三个裂孔

	位 置	通过内容
主A裂孔	膈与脊柱之间,T_{12}前方	主A、胸导管
食管裂孔	主A裂孔左前方,平T_{10}	食管、迷走N
腔V孔	中心腱内,平T_8	下腔V

【记忆要点】 三个裂孔位置依次相差2个椎体;主A内有血液,胸导管内有淋巴液,两者可联想在一起,均通过主A裂孔;迷走N贴食管走行,且支配食管运动,故此两者亦可联想在一起,均通过食管裂孔;腔V孔只有下腔V通过。同时,注意腔V孔不能讲成腔V裂孔。

4. 腹肌

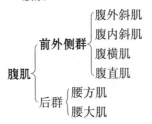

腹直肌——位于腹前壁正中线的两旁,居腹直肌鞘内,上宽下窄的带形肌。肌束由下而上。

腹外斜肌——位于腹前外侧壁的浅层,宽阔扁肌。肌束由后外上方斜向前内下方。

腹内斜肌——位于腹外斜肌深面。大部分肌束向内上方,下部肌束向内下方。

腹横肌——位于腹内斜肌深面。肌束横行向前。

腹股沟韧带: 腹外斜肌腱膜的下缘卷曲增厚连于

髂前上棘与耻骨结节之间的结构。

腹股沟镰(联合腱)：由腹内斜肌腱膜下部与腹横肌腱膜下部共同形成，并止于耻骨梳的内侧端。

提睾肌：由腹内斜肌最下部肌束与腹横肌最下部肌束，随精索出腹股沟浅环，进入阴囊，并包绕精索和睾丸而形成的。

白线(腹白线)：为两侧三层阔肌腱膜的纤维在腹前壁正中线交织而成，上起自剑突，下止于耻骨联合，在中部有一脐环。

腹股沟管：为男性精索或女性子宫圆韧带所通过的一条裂隙。位于腹前外侧壁的下部，在腹股沟韧带内侧半的上方，由外上斜向内下，长约 4.5 cm，内口称腹股沟管深环（腹环），外口称腹股沟管浅环（皮下环）。

【难点疑点】 关于腹直肌鞘的构成：① 腹直肌鞘——包裹腹直肌，分为前、后两层。② 弓状线以上——腹直肌鞘前层由腹外斜肌腱膜和腹内斜肌腱膜前层构成；后层由腹内斜肌腱膜后层和腹横肌腱膜构成。③ 弓状线以下——腹直肌鞘后层全部转至前面，共同构成前层；后层缺如（腹直肌后面直接与腹横筋膜相贴）。④ 弓状线（半环线）——在脐下4～5 cm以下,腹直肌鞘后层的游离下缘呈凸向上的弓形。

(二) 头颈肌

1. 头肌

(1) 面肌(表情肌)　为扁薄的皮肌,位置浅表,大多起自颅骨的不同部位,止于面部皮肤,主要在口裂、眼裂和鼻孔的周围,有开大或闭合上述孔裂的作用。

面肌 ⎧ 枕额肌 ⎧ 额腹
　　　　　　　　　 ⎨ 帽状腱膜
　　　　　　　　　 ⎩ 枕腹
　　　 ⎨ 眼轮匝肌
　　　 ⎪ 口轮匝肌
　　　 ⎩ 颊肌

(2) 咀嚼肌　位于颞下颌关节周围,参加咀嚼运动。

咀嚼肌 ⎧ 咬肌
　　　　 ⎩ 颞肌

2. 颈肌

(1) 颈浅肌群:**胸锁乳突肌**

位置:位于颈部两侧。

起点：胸骨柄前面和锁骨的胸骨端。

止点：颞骨乳突。

作用：两侧收缩，头向后仰；单侧收缩，头歪向同侧，面转向对侧。胎儿产时伤此肌，可造成小儿斜颈。

（2）颈中肌群

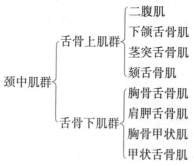

（3）颈深肌群

颈深肌群 { 前斜角肌 / 中斜角肌 / 后斜角肌

斜角肌间隙：前、中斜角肌与第1肋之间形成的三角形裂隙，内有臂丛、锁骨下A通过，为臂丛麻醉部位。

【难点疑点】 斜角肌间隙内有臂丛、锁骨下 A 通过,但无锁骨下 V 通过。

(三) 上肢肌

1. 肩肌

肩肌 { 三角肌 / 冈上肌 / 冈下肌 / 小圆肌 / 大圆肌 / 肩胛下肌

三角肌

位置:位于肩部,呈三角形。

起点:锁骨外侧段、肩峰、肩胛冈。

止点:三角肌粗隆。

作用:肩关节外展。亦作为肌注部位。

2. 臂肌

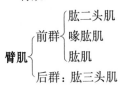

第一章 运动系统

（1）**肱二头肌**

位置：位于臂的前面浅层。

起点：长头起于肩关节盂的上方，通过肩关节囊；短头起于喙突。

止点：桡骨粗隆。

作用：主要屈肘关节。

（2）**肱三头肌**

位置：位于臂的后方。

起点：长头起关节盂的下方，内、外侧头分别起桡N沟的内下方、外上方。

止点：尺骨鹰嘴。

作用：主要伸肘关节。

3. 前臂肌

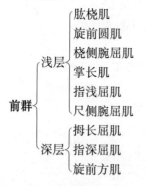

后群
- 浅层
  - 桡侧腕长伸肌
  - 桡侧腕短伸肌
  - 指伸肌
  - 小指伸肌
  - 尺侧腕伸肌
  - 肘肌
- 深层
  - 旋后肌
  - 拇长展肌
  - 拇短伸肌
  - 拇长伸肌
  - 示指伸肌

【记忆要点】 前臂肌的记忆要点：① 起止点：前群肌多数起自肱骨内上髁，止于掌骨、腕骨、指骨；后群肌多数起自肱骨外上髁，止于掌骨、指骨。② 作用：前群肌能屈腕、屈指、前臂旋前；后群肌能伸腕、伸指、前臂旋后。③ 拮抗肌：屈腕——桡侧有桡侧腕屈肌、掌长肌，尺侧有尺侧腕屈肌。伸腕——桡侧有桡侧腕长、短伸肌，尺侧有尺侧腕伸肌。屈指——拇长屈肌，指浅、深屈肌。伸指——拇长、短伸肌，指伸肌，小指伸肌，示指伸肌。旋前——旋前圆、方肌。旋后——旋后肌。

【难点疑点】 注意某些说法：肩关节外展与臂外展、肱骨外展、上肢平举意思一样，伸肘关节与伸前臂意思一样，屈髋关节与屈大腿意思一样等，以此类推。

4. 手肌

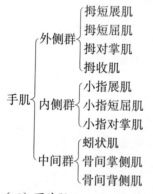

手肌
- 外侧群
  - 拇短展肌
  - 拇短屈肌
  - 拇对掌肌
  - 拇收肌
- 内侧群
  - 小指展肌
  - 小指短屈肌
  - 小指对掌肌
- 中间群
  - 蚓状肌
  - 骨间掌侧肌
  - 骨间背侧肌

（四）下肢肌

1. 髋肌

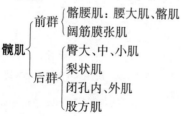

髋肌
- 前群
  - 髂腰肌：腰大肌、髂肌
  - 阔筋膜张肌
- 后群
  - 臀大、中、小肌
  - 梨状肌
  - 闭孔内、外肌
  - 股方肌

(1) **臀大肌**

位置：位于臀部皮下。

起点：髂骨外面和骶、尾骨的后面。

止点：臀肌粗隆和髂胫束。

作用：使髋关节后伸、旋外，维持人体直立姿势。此肌外上 1/4 常作为肌注部位。

(2) **梨状肌**　起自骶骨前面，经坐骨大孔，止于股骨大转子。将坐骨大孔分为梨状肌上孔和梨状肌下孔。

2. 大腿肌

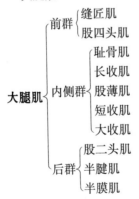

股四头肌

位置：全身中体积最大的肌肉，位于大腿前面。

起点 {
　股直肌——髂前下棘
　股内侧肌——股骨粗线内侧唇
　股外侧肌——股骨粗线外侧唇
　股中间肌——股骨体前面
}

止点：以髌韧带止于胫骨粗隆。

作用：伸膝关节（股直肌还可屈髋关节），维持人体直立姿势。

3. 小腿肌

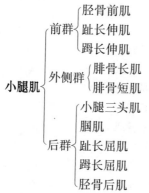

小腿三头肌

位置：位于小腿后面浅层。

起点：腓肠肌的外侧头、内侧头分别起于股骨外侧髁、内侧髁的后面；比目鱼肌起于胫、腓骨上端的后面。

止点：以跟腱止于跟骨结节。

作用：屈距小腿关节（足跖屈）和屈膝关节，维持人体直立姿势。

4. 足肌

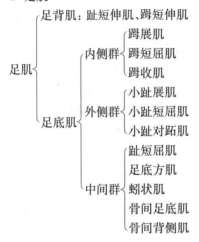

肌学小结

1. 吸气肌——膈（使胸廓上下径增大），肋间外肌、胸大肌、胸小肌、前锯肌、斜角肌（提肋）等。

2. 呼气肌——肋间内肌、腹肌等（在平静呼吸状态下,呼气时一般不需呼气肌的参与)。

3. 维持人体直立姿势的肌——主要是竖脊肌、臀大肌、股四头肌和小腿三头肌。

4. 运动肩关节的肌

屈——三角肌前部肌束、胸大肌、肱二头肌和喙肱肌。

伸——三角肌后部肌束、背阔肌和大圆肌。

外展——三角肌和冈上肌。

内收——胸大肌、背阔肌、大圆肌及肱三头肌长头。

旋内——肩胛下肌、胸大肌、背阔肌和大圆肌。

旋外——冈下肌和小圆肌。

5. 运动肘关节的肌

屈——肱二头肌、肱肌、肱桡肌和旋前圆肌。

伸——肱三头肌和肘肌。

6. 运动桡尺近、远侧关节的肌

旋前——旋前圆肌和旋前方肌。

旋后——旋后肌和肱二头肌。

7. 运动桡腕关节的肌

屈——桡侧腕屈肌、尺侧腕屈肌、掌长肌、指浅屈肌、指深屈肌和拇长屈肌。

伸——桡侧腕长伸肌、桡侧腕短伸肌、尺侧腕伸肌、指伸肌、小指伸肌和示指伸肌。

内收——尺侧腕伸肌和尺侧腕屈肌同时收缩。

外展——桡侧腕长、短伸肌和桡侧腕屈肌同时收缩。

8. 运动拇指的肌

屈——拇长、短屈肌。

伸——拇长、短伸肌。

内收——拇收肌。

外展——拇长、短展肌。

对掌——拇指对掌肌。

9. 运动第2～5指的肌

屈——指浅屈肌、指深屈肌、骨间肌、蚓状肌和小指短屈肌。

伸——指伸肌、骨间肌、蚓状肌、示指伸肌和小指伸肌。

内收——骨间掌侧肌。

外展——骨间背侧肌和小指展肌。

10. 运动髋关节的肌

屈——髂腰肌、股直肌、阔筋膜张肌和缝匠肌。

伸——臀大肌、股二头肌、半腱肌和半膜肌。

外展——臀中肌和臀小肌。

内收——耻骨肌、长收肌、股薄肌、短收肌和大收肌。

旋内——臀中肌和臀小肌的前部肌束。

旋外——髂腰肌、臀大肌、臀中肌和臀小肌的后部肌束、梨状肌。

11. 运动膝关节的肌

屈——半腱肌、半膜肌、股二头肌、缝匠肌、股薄肌和腓肠肌。

伸——股四头肌。

旋内——半腱肌、半膜肌、缝匠肌和股薄肌。

旋外——股二头肌。

12. 运动距小腿关节的肌

足跖屈——小腿三头肌、趾长屈肌、胫骨后肌、姆长屈肌、腓骨长肌和腓骨短肌。

足背屈——胫骨前肌、趾长伸肌和姆长伸肌。

足外翻——腓骨长肌和腓骨短肌。

足内翻——胫骨前肌、胫骨后肌、姆长屈肌和趾长屈肌。

13. 运动姆趾的肌

屈——姆长、短屈肌。

伸——姆长、短伸肌。

14. 运动第2～5趾的肌

屈——趾长、短屈肌。

伸——趾长、短伸肌。

14. 头肌的名称、起止点、作用及神经支配表(表1-8)

表1-8 头肌的名称、起止点、作用及神经支配表

肌群	名称	起 点	止 点	作 用	N支配
面肌	枕额肌	额腹：帽状腱膜 枕腹：枕骨	眉部皮肤 帽状腱膜	提眉，下牵头皮 后牵头皮	面N
	眼轮匝肌	环绕眼裂周围	闭合眼裂		
	口轮匝肌	环绕口裂周围	闭合口裂		
	颊肌	面颊深部	使唇、颊紧贴牙齿，助咀嚼和吸吮		
咀嚼肌	咬肌	颧弓	下颌角外面	上提下颌骨(闭口)	三叉N
	颞肌	颞窝	下颌骨冠突		
	翼内肌	翼突	下颌支内面		
	翼外肌	翼突	下颌	双侧收缩拉下颌骨向前；单侧收缩拉下颌骨向对侧	

15. 颈肌的名称、起止点、作用及神经支配表(表1-9)

表1-9 颈肌的名称、起止点、作用及神经支配表

肌群		名称	起点	止点	作用	N支配
颈浅肌群		颈阔肌	胸大肌、三角肌表面的筋膜	口角	紧张颈部皮肤	面N
		胸锁乳突肌	胸骨柄、锁骨胸骨端	颞骨乳突	单侧收缩头转向同侧、双侧收缩头向后仰	副N
舌骨上肌群		二腹肌	前腹:下颌骨二腹肌窝;后腹:乳突	中间腱附舌骨体	上提舌骨、降下颌骨	三叉N,面N
		下颌舌骨肌 茎突舌骨肌 颏舌骨肌	与名称一致		上提舌骨	三叉N、舌下N,面N,舌下N
舌骨下肌群		肩胛舌骨肌 胸骨舌骨肌 胸骨甲状肌 甲状舌骨肌	与名称一致		下降舌骨	颈丛分支,舌下N
颈深肌群		前、中斜角肌	颈椎横突	第1肋	上提第1肋,助吸气	颈N前支
		后斜角肌		第2肋	上提第2肋,助吸气	

16. 背肌的名称、起止点、作用及神经支配表

表 1-10 背肌的名称、起止点、作用及神经支配表

肌群	名称	起 点	止 点	作 用	N 支配
浅层	斜方肌	上项线、枕外隆凸、项韧带、全部胸椎棘突	锁骨外侧 1/3、肩峰、肩胛冈	上提、下降和内收肩胛骨	副 N
浅层	背阔肌	下 6 个胸椎和全部腰椎的棘突、髂嵴	肱骨小结节嵴	肩关节后伸、内收及旋内、上提躯干	胸背 N
浅层	肩胛提肌	上 4 个颈椎横突	肩胛骨上角	上提肩胛骨	肩胛背 N
浅层	菱形肌	下 2 个颈椎和上 4 个胸椎的棘突	肩胛骨内侧缘	上提、内收肩胛骨	肩胛背 N
深层	竖脊肌	骶骨后面、髂嵴后部	椎骨、肋骨和颞骨乳突	伸脊柱、降肋、仰头	脊 N 后支

17. 胸肌及膈的名称、起止点、作用及神经支配表(表1-11)

表1-11 胸肌及膈的名称、起止点、作用及神经支配表

肌群		名称	起 点	止 点	作 用	N支配
胸上肢肌		胸大肌	锁骨内侧半、胸骨、第1~6肋软骨	肱骨大结节嵴	肩关节前屈、内收、旋内、上提躯干	胸内、外侧N
		胸小肌	第3~5肋	肩胛骨喙突	拉肩胛骨向前下	胸内侧N
		前锯肌	第1~8肋	肩胛骨内侧缘及下角	拉肩胛骨向前	胸长N
胸固有肌		肋间外肌	上位肋骨下缘	下位肋骨上缘	提肋，助吸气	肋间N
		肋间内肌	下位肋骨上缘	上位肋骨下缘	降肋，助呼气	
膈		胸骨部肋部腰部	剑突后面，下6对肋内面，第2~3腰椎体前面	中心腱	收缩时助吸气，舒张时助呼气，增加腹压	膈N

18. 腹肌的名称、起止点、作用及神经支配表(表1-12)

表1-12 腹肌的名称、起止点、作用及神经支配表

肌群	名称	起 点	止 点	作 用	N支配
前外侧群	腹直肌	耻骨嵴	胸骨剑突、第5～7肋软骨前面	脊柱前屈,增加腹压	第5～11对肋N,肋下N,髂腹下N,髂腹股沟N
	腹外斜肌	下8肋外面	白线、髂嵴、腹股沟韧带		
	腹内斜肌	胸腰筋膜、髂嵴、腹股沟韧带外侧2/3	白线	增加腹压,脊柱前屈,旋转躯干	
	腹横肌	下6肋内面、胸腰筋膜、腹股沟韧带外侧1/3	白线		
后群	腰方肌	髂嵴	第12肋	降第12肋,脊柱腰部侧屈	腰N前支

19. 肩肌的名称、起止点、作用及神经支配表(表1-13)

表1-13 肩肌的名称、起止点、作用及神经支配表

肌群	名称	起 点	止 点	作 用	N支配
浅层	三角肌	锁骨外侧1/3,肩峰,肩胛冈	肱骨三角肌粗隆	肩关节外展、前屈或后伸	腋N
深层	冈上肌	肩胛骨冈上窝	肱骨大结节上部	肩关节外展	肩胛上N
	冈下肌	肩胛骨冈下窝	肱骨大结节中部	肩关节旋外	肩胛上N
	小圆肌	肩胛骨外侧缘后面	肱骨大结节下部	肩关节旋外	腋N
	大圆肌	肩胛骨外侧缘和下角后面	肱骨小结节嵴	肩关节后伸、内收、旋内	肩胛下N
	肩胛下肌	肩胛下窝	肱骨小结节	肩关节内收、旋内	肩胛下N

20. 臂肌的名称、起止点、作用及神经支配表(表1-14)

表1-14 臂肌的名称、起止点、作用及神经支配表

肌群	名称	起点	止点	作用	N 支配
前群	肱二头肌	长头:肩胛骨盂上结节;短头:喙突	桡骨粗隆	屈肘,前臂旋后	肌皮 N
	喙肱肌	喙突	肱骨中部内侧	肩关节前屈,内收	
	肱肌	肱骨下半前面	尺骨粗隆	屈肘	
后群	肱三头肌	长头:肩胛骨盂下结节;外侧头:桡 N 沟的外上方,内下方	尺骨鹰嘴	伸肘	桡 N

第一章 运动系统

21. 前臂前群肌的名称、起止点、作用及神经支配表(表1-15)

表1-15 前臂前群肌的名称、起止点、作用及神经支配表

肌群	名称	起点	止点	作用	N支配
浅层	肱桡肌	肱骨外上髁上方	桡骨茎突	屈肘	桡N
	旋前圆肌	肱骨内上髁	桡骨中部外侧面	前臂旋前	正中N
	桡侧腕屈肌	肱骨内上髁	第2掌骨底	屈腕	正中N
	掌长肌	肱骨内上髁	掌腱膜	屈腕	正中N
	尺侧腕屈肌	肱骨内上髁	豌豆骨	屈腕	尺N
深层	指浅屈肌	肱骨内上髁	第2~5指中节指骨	屈肘、屈腕、屈第2~5指	正中N
	指深屈肌	尺骨及骨间膜掌面	第2~5指远节指骨底	屈腕、屈2~5指	正中N、尺N
	拇长屈肌	桡骨及骨间膜掌面	拇指远节指骨底	屈拇指	正中N
	旋前方肌	尺骨远端掌面	桡骨远端掌面	前臂旋前	正中N

22. 前臂后群肌的名称、起止点、作用及神经支配表(表 1-16)

表 1-16 前臂后群肌的名称、起止点、作用及神经支配表

肌群	名称	起点	止点	作用	N 支配
浅层	桡侧腕长伸肌	肱骨外上髁	第 2 掌骨底背面	伸腕	桡 N
	桡侧腕短伸肌		第 3 掌骨底背面		
	指伸肌		第 2~5 指中、远节指骨底背面	伸腕、伸指	
	小指伸肌		小指中、远节指骨底背面		
	尺侧腕伸肌		第 5 掌骨底背面	伸腕	
	肘肌		尺骨上 1/3	伸肘	
深层	旋后肌	肱骨外上髁、尺骨上端	桡骨前面 1/3	前臂旋后	
	拇长展肌	桡、尺骨背面	第 1 掌骨底	外展拇指	
	拇短伸肌	桡骨背面	拇指近节指骨底	伸拇指	
	拇长伸肌	尺骨背面	拇指远节指骨底		
	示指伸肌	尺骨背面	示指指背腱膜	伸示指	

23. 手肌的名称、起止点、作用及神经支配

表1-17 手肌的名称、起止点、作用及神经支配表

肌群	名称	起点	止点	作用	N支配
外侧群	拇短展肌	屈肌支持带、腕骨	拇指近节指骨底	外展拇指	正中N
外侧群	拇短屈肌	屈肌支持带、腕骨	第1掌骨	屈拇指	正中N,尺N
外侧群	拇指对掌肌	屈肌支持带、第3掌骨	拇指近节指骨	拇指对掌	正中N
外侧群	拇收肌			内收拇指	
内侧群	小指展肌		小指近节指骨	外展小指	
内侧群	小指短屈肌	屈肌支持带、腕骨		屈小指	
内侧群	小指对掌肌		第5掌骨	小指对掌	
中间群	蚓状肌	指深屈肌腱	指背腱膜	屈掌指关节、伸指间关节	第1、2蚓状肌由正中N支配，其余均由尺N支配
中间群	骨间掌侧肌	第2、第4、第5掌骨	第2、第4、第5指近节指骨底和指背腱膜	第2、第4、第5指内收	
中间群	骨间背侧肌	第1~5掌骨相对缘	第2~4指近节指骨和指背腱膜	第2、第3、第4指外展	

24. 髋肌的名称、起止点、作用及神经支配表(表1-18)

表1-18 髋肌的名称、起止点、作用及神经支配表

肌群	名称	起点	止点	作用	N支配
前群	髂腰肌	髂肌:髂窝 腰大肌:腰椎体两侧	股骨小转子	髋关节前屈	腰丛分支
	阔筋膜张肌	髂前上棘	髂胫束	紧张阔筋膜	臀上N
	臀大肌	髂骨外面、骶骨后面	臀肌粗隆及髂胫束	髋关节后伸	臀下N
	臀中、小肌	髂骨外面	股骨大转子	髋关节外展	臀上N
后群	梨状肌	骶骨前面	股骨转子窝	髋关节外展、旋外	骶丛分支
	闭孔外肌	闭孔膜外面及周围骨面			闭孔N及骶丛分支
	闭孔内肌	闭孔膜内面及周围骨面		髋关节旋外	骶丛分支
	上孖肌	坐骨小切迹邻近骨面			
	下孖肌	坐骨结节			
	股方肌		转子间嵴		

第一章 运动系统 | 69 |

25. 大腿肌的名称、起止点、作用及神经支配表(表1-19)

表1-19 大腿肌的名称、起止点、作用及神经支配表

肌群	名称	起 点	止 点	作 用	N支配
前群	缝匠肌	髂前上棘	胫骨上端内侧面	屈髋关节、屈膝关节	股N
	股四头肌	股直肌:髂前上棘; 股内侧肌:股骨粗线; 股外侧肌:股骨粗线; 股中间肌:股骨前面	胫骨粗隆	伸膝关节、屈髋关节	
内侧群	股薄肌	耻骨支、坐骨支	胫骨上端内侧面	髋关节内收、旋外	闭孔N
	耻骨肌				
	长收肌		股骨粗线		
	短收肌				
	大收肌				
后群	股二头肌	长头:坐骨结节;短 头:股骨粗线	腓骨头	伸髋关节、屈膝关节	坐骨N
	半腱肌	坐骨结节	胫骨上端内侧面		
	半膜肌		胫骨内侧髁后面		

26. 小腿肌的名称、起止点、作用及神经支配表(表1-20)

表1-20 小腿肌的名称、起止点、作用及神经支配表

肌群	名称	起 点	止 点	作 用	N 支配
前群	胫骨前肌	胫、腓骨上端及骨间膜前面	内侧楔骨、第1跖骨底	足背屈,足内翻	腓深 N
	跨长伸肌		跨趾远节趾骨底	伸跨趾,足背屈	
	趾长伸肌		第2~5趾中、远节趾骨底背面	伸第2~5趾,足背屈	
外侧群	腓骨长肌	腓骨外侧面	内侧楔骨、第1跖骨底	足跖屈,足外翻	腓浅 N
	腓骨短肌		第5跖骨粗隆		
后群	小腿三头肌	腓肠肌内、外侧头:股骨内、外上髁;比目鱼肌:胫、腓骨上端后面	跟骨结节	屈膝关节,足跖屈	胫 N
	趾长屈肌	胫、腓骨后面及骨间膜后面	第2~5趾远节趾骨底	屈第2~5趾,足跖屈,足内翻	
	胫骨后肌		足舟骨粗隆	足跖屈,足内翻	
	跨长屈肌		跨趾远节趾骨底	屈跨趾,足跖屈	

27. 足肌的名称、起止点、作用及神经支配表(表1-21)

表1-21 足肌的名称、起止点、作用及神经支配表

肌群		名称	起点	止点	作用	N支配
足背肌		趾短伸肌	跟骨上面和外侧面	第2~4趾近节趾骨底	伸第2~4趾	腓深N
		跨短伸肌	跟骨,足舟骨	跨趾近节趾骨底	伸跨趾	
足底肌	内侧群	跨展肌	内侧楔骨	跨趾近节趾骨底	外展跨趾	足底内侧N
		跨短屈肌	第2、第3、第4跖骨底		屈跨趾	
		跨收肌			内收跨趾	
	外侧群	小趾展肌	跟骨	小趾近节趾骨底	外展小趾	足底外侧N
		小趾短屈肌	第5跖骨底		屈小趾	
	中间群	趾短屈肌	跟骨	第2~5趾中节趾骨	屈第2~5趾	足底内侧N
		足底方肌		趾长屈肌腱		足底外侧N
		蚓状肌	趾长屈肌腱	趾背腱膜	屈跖趾关节,伸趾骨间关节	足底内、外侧N
		骨间足底肌	第3~5跖骨体	第3~5趾近节趾骨底	内收第3~5趾	足底外侧N
		骨间背侧肌	跖骨相对缘	第2~4趾近节趾骨底	外展第2~4趾	

第五节 体表标志

体表标志：在活体体表上，用肉眼能看到、用手能摸到的骨性突起和凹陷、肌的轮廓以及皮肤皱纹。

一、躯干部

（一）项背腰部的骨性和肌性标志

背纵沟，C_7棘突，竖脊肌，肩胛骨的肩胛冈、肩峰和下角，髂嵴（两侧最高点连线平L_4），髂后上棘（平S_2），斜方肌，背阔肌等。

（二）胸腹部的骨性和肌性标志

锁骨、喙突、颈 V 切迹、胸骨角、剑突、肋弓、胸大肌、腹直肌、髂前上棘、耻骨联合上缘、耻骨结节、腹外斜肌等。

二、头颈部

（一）骨性和肌性标志

枕外隆凸、乳突、颧弓、眶上缘、眶上切迹、眉弓、下颌头、下颌角、舌骨、咬肌、颞肌、胸锁乳突肌等。

（二）皮纹标志

人中、鼻唇沟。

三、上肢部

（一）骨性和肌性标志

肱骨大、小结节、结节间沟、三角肌、肱骨内上髁、肱骨外上髁、尺骨鹰嘴、桡骨头、桡骨茎突、尺骨茎突、豌豆骨、肱二头肌、腕掌侧的肌腱（桡侧腕屈肌腱、掌长肌腱和尺侧腕屈肌腱）、腕背侧的肌腱（拇长展肌腱、拇短伸肌腱、拇长伸肌腱、指伸肌腱）等。

（二）皮纹标志

腋前、后襞，肘窝横纹，腕掌侧横纹。

四、下肢部

（一）骨性和肌性标志

坐骨结节、股骨大转子、股骨内侧髁、股骨外侧髁、胫骨内侧髁、胫骨外侧髁、髌骨、髌韧带、胫骨粗隆、胫骨内侧面、腓骨头、外踝、内踝、臀大肌、股四头肌、半腱肌腱、半膜肌腱、股二头肌腱、腓肠肌肌腹、腓肠肌两个头、跟腱。

（二）皮纹标志

腹股沟、臀股沟（臀沟）、腘窝横纹。

【难点疑点】 上肢部与上肢骨的体表标志的差别：上肢部是指自由上肢骨所在的部位，即包括臂、前臂和手,而上肢骨包括上肢带骨和自由上肢骨。如肩胛冈、肩峰是上肢骨的体表标志,但不属于上肢部的体表标志,而属于躯干部的体表标志。同样,下肢部与下肢骨、躯干部与躯干骨的体表标志亦不相同,注意他们的差别。

第二章 消化系统

第一节 概述

一、消化系统的组成

1. 消化管

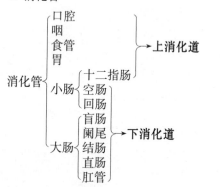

2. 消化腺

(1) **大消化腺**　大唾液腺、肝、胰等。

(2) 小消化腺　消化管壁内的无数小腺体,如唇腺、颊腺、胃腺、肠腺等。

二、消化系统的主要功能

摄取食物,消化食物,吸收养料,排出糟粕。

三、消化管的一般结构(由内向外)

1. 黏膜　由上皮、固有膜和黏膜肌层构成,有保护、消化、吸收、分泌等功能。

2. 黏膜下层(黏膜下疏松结缔组织)　由疏松结缔组织构成,内含有血管、淋巴管和 N 等。

3. 肌层(肌织膜)　多为平滑肌,内环、外纵。

4. 外膜　大部分为浆膜,分泌浆液。

【**难点疑点**】　口腔、咽和食管上段的肌层以及肛门外括约肌不是平滑肌,而是骨骼肌。

四、胸部标志线和腹部分区

(一) 胸部标志线

1. 前正中线　沿身体前面正中线所作的垂直线。

2. 胸骨线 沿胸骨最宽处的外侧缘所作的垂直线。

3. 锁骨中线 经锁骨中点向下所作的垂直线。

4. 胸骨旁线 沿胸骨线与锁骨中线之间连线的中点所作的垂直线。

5. 腋前线 沿腋前襞向下所作的垂直线。

6. 腋后线 沿腋后襞向下所作的垂直线。

7. 腋中线 沿腋前线与腋后线之间连线的中点所作的垂直线。

8. 肩胛线 经肩胛下角所作的垂直线。

9. 后正中线 沿身体后面正中线所作的垂直线,即沿各椎骨的棘突所作的垂直线。

(二)腹部分区

1. 四分法 是通过脐作一水平和垂直线,将腹部分为左上腹、右上腹、左下腹和右下腹四个区。

2. 九分法 通过上横线(左、右肋弓最低点连线)、下横线(左、右髂结节连线)、垂直线(左、右腹股沟韧带的中点向上作垂线)将腹部分为**三部九区**(表 2-1)。

表 2-1 腹部的分区

三 部	九 区		
腹上部	右季肋区	腹上区	左季肋区
腹中部	右腹外侧区(右腰区)	脐 区	左腹外侧区(左腰区)
腹下部	右腹股沟区(右髂区)	腹下区(耻区)	左腹股沟区(左髂区)

第二节 消化管

一、口腔

(一) 口腔的构造和分部

1. **口腔的构造**

口腔
- 前壁：上、下唇
- 侧壁：颊
- 上壁
  - 硬腭：前 2/3，以骨为基础
  - 软腭：后 1/3，以肌为基础
- 下壁：软组织和舌
- 后部：经咽峡与咽相通

咽峡：由腭垂、左、右腭舌弓和舌根共同围成，是口腔通往咽的门户。

> 【难点疑点】 关于咽峡的围成：不能将腭舌弓说成腭咽弓，只要记住腭舌弓与舌根相连，就不易搞错。

2. **口腔的分部**

口腔
- 口腔前庭：牙弓与唇、颊之间
- 固有口腔：牙弓以内

(二)口腔内结构

1. 牙

(1) 牙的形态

牙冠——露于牙龈外,内有牙冠腔。

牙根——嵌于牙槽内,内有牙根管。

牙颈——牙冠与牙根之间,外包牙龈。

(2) 牙的构造

牙质——构成牙的主体,位于牙的内部。

牙釉质——位于牙冠的表面,坚硬,乳白色。

牙骨质——位于牙颈和牙根的表面。

牙髓——位于牙腔内,由N、血管、淋巴管和结缔组织组成。

(3) **出牙** 人的一生有乳牙和恒牙之分。乳牙20个,包括切牙、尖牙和磨牙。恒牙28～32个,包括切牙、尖牙、前磨牙和磨牙。

切牙——牙冠扁平,1个牙根。

尖牙——牙冠锥形,1个牙根。

前磨牙——牙冠方形,1个牙根。

磨牙——牙冠方形,上磨牙有3个牙根,下磨牙有2个牙根。

【记忆要点】 关于牙根的数目:切牙、尖牙和前磨牙均为1个牙根,只有磨牙的牙根数目多,其中上磨牙有3个牙根,下磨牙有2个牙根。可以这样记忆:因重力作用,故上磨牙的牙根数比下磨牙多1个,根多牙才稳固。

(4)牙式

乳牙的名称及排列顺序:

	乳中切牙	乳侧切牙	乳尖牙	第一乳磨牙	第二乳磨牙
上颌					
下颌	Ⅰ	Ⅱ	Ⅲ	Ⅳ	Ⅴ

右 ——————————————————— 左

恒牙的名称及排列顺序:

	中切牙	侧切牙	尖牙	第一前磨牙	第二前磨牙	第一磨牙	第二磨牙	第三磨牙
上颌								
下颌	1	2	3	4	5	6	7	8

右 ——————————————————— 左

【难点疑点】 乳牙 20 个,恒牙 28~32 个。以牙的方位为准,以"┼"记号划分 4 个区,表示上、下颌和左、右侧牙位;以罗马数字(Ⅰ~Ⅴ)表示乳牙,用阿拉伯数字(1~8)表示恒牙。例:┬Ⅴ 表示左侧下颌第二乳磨牙,╎5 表示左上颌第二前磨牙。

2. 舌

(1) 舌的形态

上面 { 舌体:前 2/3 / 舌根:后 1/3 / 舌尖:前端

下面:舌系带、舌下阜和舌下襞。

(2) 舌黏膜　舌上面黏膜上有许多小突起,称**舌乳头**。舌乳头有以下 4 种。

丝状乳头——数量多,体形小,呈白色,管理一般感觉。

菌状乳头——数量少,体形稍大,呈红色,含味蕾,司味觉。

轮廓乳头——7~11 个,体形大,位于界沟前方,含味蕾,司味觉。

叶状乳头——4~8 条,呈皱襞状,含味蕾,司味觉。

【难点疑点】 舌苔是由丝状乳头浅层的上皮细胞不断角化、脱落与食物残渣、黏液、细菌和渗出的白细胞等成分混合,附着于黏膜的表面而形成的。不同的舌苔能反映身体的不同功能状态,可作为诊断疾病的重要依据。

(3) 舌肌

舌内肌 { 上纵肌 / 下纵肌 / 舌横肌 / 舌垂直肌

舌外肌:以颏舌肌较为重要。

【难点疑点】 颏舌肌起于颏棘,止于舌中线两侧。颏舌肌两侧同时收缩,舌向前伸(吐舌);颏舌肌单侧收缩,舌尖伸向对侧。

(三) 大唾液腺

表 2-2 大唾液腺

名 称	形 态	位 置	腺管开口
腮 腺	三角楔形,最大	耳郭前下方	平对上颌第二磨牙的颊黏膜上
下颌下腺	卵圆形	下颌下三角内	舌下阜
舌下腺	杏核状	舌下襞深面	大管开口于舌下阜,小管开口于舌下襞

二、咽

(一)咽的形态和位置

前后略扁、漏斗形、肌性管道,长约 12 cm。

咽
- 上端:起自颅底
- **下端:平 C_6 下缘,续于食管**
- 前方:通鼻腔、口腔和喉腔
- 后方:上 6 个颈椎
- 两侧:颈部大血管、N

(二)咽的分部和结构

1. 咽的分部

鼻咽——位于鼻腔后方,颅底至软腭后缘。

口咽——位于口腔后方,软腭后缘至会厌上缘。

喉咽——位于喉的后方,会厌上缘至 C_6 下缘。

2. 咽的结构

鼻咽——有咽鼓管圆枕、咽口、咽隐窝。

口咽——有扁桃体窝、腭扁桃体。

喉咽——有梨状隐窝。

咽鼓管咽口:位于下鼻甲后方约 1 cm。

3. 咽的交通

鼻咽
- 前方:通鼻后孔(双侧)
- 侧方:经咽鼓管通鼓室(双侧)

口咽:经咽峡通口腔

喉咽 { 前方：经喉口通喉腔
      下方：续为食管

> 【难点疑点】 鼻咽有咽隐窝(鼻咽癌好发部位)，口咽有扁桃体窝(腭扁桃体位于扁桃体窝内，是属口咽的结构，不属口腔后部的结构)，喉咽有梨状隐窝(异物易滞留处)。

三、食管

(一) 食管的形态和位置

形态：前后略扁的肌性管道，长约 25 cm。

位置 { 上端：C_6 下缘，续于咽
       下端：T_{11} 左侧，连于胃

(二) 食管的分部和狭窄

分部 { 颈部：C_6 → 颈 V 切迹
       胸部：颈 V 切迹 → 食管裂孔
       腹部：食管裂孔 → 胃贲门

表 2-3 食管的狭窄

	位 置	体表投影	距中切牙距离
第一狭窄	咽与食管相续处	C_6 下缘	15 cm
第二狭窄	食管与左主支气管交叉处	$T_{4,5}$ 之间	25 cm
第三狭窄	穿膈的食管裂孔处	T_{10} 平面	40 cm

【记忆要点】 上述三个狭窄的位置和体表投影可以这样记忆:$T_{4,5}$之间约为 T_4 下缘,第一狭窄的体表投影平 C_6 与第二狭窄的体表投影平 T_4 的椎体数之和正好是第三狭窄的体表投影平 T_{10} 的椎体数,第三狭窄距中切牙的距离是第一狭窄和第二狭窄两者之和。这些狭窄为肿瘤好发部位,食管和胃插管时要注意狭窄处。

四、胃

(一)胃的形态和分部

两口 $\begin{cases} 入口:贲门,接食管 \\ 出口:幽门,通十二指肠 \end{cases}$

两壁 $\begin{cases} 胃前壁:朝前上方 \\ 胃后壁:朝后下方 \end{cases}$

两弯 $\begin{cases} 胃小弯:右上缘,有角切迹 \\ 胃大弯:左下缘 \end{cases}$

分部 $\begin{cases} 贲门部 \\ 胃底 \\ 胃体 \\ 幽门部 \begin{cases} 幽门窦 \\ 幽门管 \end{cases} \end{cases}$

（二）胃的位置

胃中等充盈时,大部分位于左季肋区,小部分位于腹上区;特别充盈时,胃大弯可降至脐以下。

两端 { 贲门：位于 T_{11} 左侧 / 幽门：位于 L_1 右侧

毗邻结构 {
- 底：与膈、脾相贴
- 后壁：与胰、左肾相邻
- 前壁 {
  - 右侧：被肝左叶遮盖
  - 左侧：被膈及肋掩盖
  - 中间：与腹前壁直接相贴
}
}

（三）胃壁的构造

黏膜——淡红色,有胃腺,幽门瓣。

黏膜下层——富含血管、淋巴管和 N 丛。

肌层——内斜、中环、外纵,幽门括约肌。

外膜——脏腹膜。

五、小肠

长 5~7 m,可分为**十二指肠**、**空肠**和**回肠**三部分。

（一）十二指肠

1. **位置** 长约 25 cm,呈"C"形,包绕胰头。

2. **分部** 上部、降部、水平部和升部四部分。

上部——起始处肠壁较薄、黏膜光滑无皱襞,临床上称十二指肠球部,易发溃疡。

降部——后内侧壁有十二指肠纵襞和**十二指肠大乳头**,为胆总管和胰管的共同开口,距中切牙 75 cm。

水平部——又称下部。

升部——有十二指肠空肠曲,十二指肠悬韧带(确认空肠起始的标志)。

(二)空肠和回肠(表 2-4)

表 2-4 空肠和回肠的比较

内 容	空 肠	回 肠
位 置	左腹外侧区和脐区	脐区、耻区和右腹股沟区
长 度	近侧 2/5	远侧 3/5
管 径	较 粗	较 细
管 壁	较 厚	较 薄
血 管	较丰富	较 少
颜 色	较红润	较苍白
系膜 A 弓	级数少,A 较长	级数多,A 较短
黏膜皱襞	密而高大	疏而细小
集合淋巴滤泡	无	较 多

六、大肠

位置:长约 1.5 m,呈门框形,位于空、回肠周围。

分部:盲肠、阑尾、结肠、直肠和肛管五部分。

一般说来,大肠口径较粗,肠壁较薄,而盲肠和结肠还有**结肠带、结肠袋和肠脂垂**三个特征结构(注意:不是所有大肠的特征,阑尾、直肠和肛管无此特征)。

(一)盲肠

长 6~8 cm,下端为盲端,位于右髂窝内。

左后上方有回盲口,口上有回盲瓣。回盲瓣下方约 2 cm 处,有阑尾开口。

(二)阑尾

又称蚓突,上端连盲肠后内侧壁,下端游离,长 7~9 cm。在我国,阑尾以回肠后位和盲肠后位为多,盆位次之,盲肠下位和回肠前位再次之。

阑尾根部的体表投影(McBurney 点):在脐与右髂前上棘连线的中、外 1/3 交界处。

【难点疑点】 阑尾炎时,McBurney 点有压痛或反跳痛。阑尾上端连于盲肠后内侧壁,阑尾下端游离,故其体部、尖无体表投影,只有根部位置恒定有体表投影。

(三)结肠

位置:在右髂窝内续于盲肠,S_3 平面连接直肠。

分部:升结肠、横结肠、降结肠和乙状结肠四部分。

弯曲:结肠右曲、结肠左曲。

(四) 直肠

位置：位于小骨盆腔内，长 10～14 cm。

两端 { 上端：平 S_3 处接乙状结肠
下端：至盆膈处续于肛管

两面 { 后面：骶、尾骨
前面 { 男性：膀胱、前列腺、精囊
女性：子宫、阴道
两弯 { 骶曲：凸向后，距肛门 7～9 cm
会阴曲：凸向前，距肛门 3～5 cm

直肠壶腹：直肠下段膨大。

直肠横襞：为直肠壶腹内的半月形黏膜皱襞，有支持粪便的作用。

【难点疑点】 直肠前、后面观是直行的，但侧面观并非直行，而是有骶曲和会阴曲。男、女性直肠前面的结构不同：男性直肠前面有膀胱、前列腺、精囊；女性有子宫、阴道。因此，临床肛门指诊时，可触知前列腺或子宫和阴道。

(五) 肛管

长 3～4 cm，上接直肠，下端开口于肛门。

肛柱：6～10 条纵行黏膜皱襞。

肛瓣：相邻的肛柱下端之间的半月形的黏膜皱襞。

肛窦：两相邻肛柱与肛瓣围成的袋状小窝。

齿状线(肛皮线)：肛柱下端、肛瓣共同连成的锯齿状的环形线。

肛梳(痔环)：齿状线以下1 cm宽光滑的环形区域。

白线(肛白线)：肛梳下缘一环状线，是肛门内、外括约肌的分界线。

肛门内括约肌：属平滑肌，协助排便。

肛门外括约肌：属骨骼肌，控制排便。

> **【难点疑点】** 关于齿状线的特点：① 是皮肤和黏膜的分界线：齿状线以下是皮肤，以上是黏膜。② 是A分布和V回流的分界线：齿状线以下是肛A,V，以上是直肠下A,V。③ 是N分布的分界线：齿状线以下是躯体N分布，以上是内脏N分布。④ 是内、外痔的分界线：发生在齿状线以下的痔称外痔，以上的痔为内痔。

第三节 消化腺

一、肝

(一)肝的形态

最大的消化腺，重约1 350 g，呈楔形，棕红色，质软而脆,易破裂。

两面 { 膈面:隆凸,与膈相贴
脏面:凹凸,贴结肠,有"H"沟

两叶 { 左叶:小而薄
右叶:大而厚 } 以镰状韧带分界

H沟 { 左纵沟 { 前部:有肝圆韧带
后部:有V韧带
右纵沟 { 前部:有胆囊窝
后部:有下腔V
横沟:即肝门

肝门——有肝左、右管,肝固有A,肝门V以及N和淋巴管通过。

(二)肝的位置和体表投影

位置: 大部分位于右季肋区和腹上区,小部分位于左季肋区。

投影: 上界与膈穹隆一致,肝的下界(下缘)与右肋弓大体一致(表2-5)。

表2-5 肝的体表投影表

	右腋中线	右锁骨中线	前正中线	左锁骨中线
上界	第7肋	第5肋	胸剑结合	第5肋间隙
下界	第10肋	第8、9肋软骨结合处	剑突下3~5 cm	连于上界左端

(三) 肝的主要功能

1. **参与物质代谢**：糖类、脂类和蛋白质的合成、分解、转化、运输、贮存、释放等。

2. **分泌胆汁**：500~1 000 mL/日,乳化脂肪。

3. 解毒吞噬

(四) 肝外胆道

1. 胆囊

位置：肝右纵沟前部的胆囊窝内。

形态：鸭梨形,长 8~12 cm,容积 35~50 mL。

分部：底、体、颈、管四部分。

胆囊底的体表投影：在右侧腹直肌外侧缘与右肋弓相交处。

功能：贮存和浓缩胆汁。

【难点疑点】 胆汁不是胆囊分泌的,而是由肝分泌的。

2. 输胆管道

组成：肝左、右管,肝总管,胆囊管和胆总管。

开口：胆总管与胰管汇合形成略膨大的肝胰壶腹,开口于十二指肠大乳头。

【难点疑点】 胆汁排出的途径：① 未进餐：肝分泌胆汁→肝左、右管→肝总管→胆总管→胆囊

管→胆囊内贮存。② 进餐后：胆囊收缩，排出胆汁→胆囊管→胆总管→肝胰壶腹→十二指肠大乳头，进入十二指肠腔内；同时，肝分泌胆汁→肝左、右管→肝总管→胆总管→肝胰壶腹→十二指肠大乳头，进入十二指肠腔内。

二、胰

（一）胰的形态和位置

形态：呈长棱柱形。

分部：头、体和尾三部。

胰管：与胆总管合并成肝胰壶腹，共同开口于十二指肠大乳头。

副胰管：开口于十二指肠小乳头。

位置：胃的后方，在 $L_{1、2}$ 水平横贴于腹后壁。

（二）胰的功能

外分泌部——分泌胰液，消化食物。

内分泌部——分泌胰岛素，调节血糖代谢。

第四节 腹膜

一、腹膜的概念

腹膜：由间皮和结缔组织构成的一层浆膜。覆盖于腹盆壁的内面和腹盆腔脏器的表面。

壁腹膜：覆于腹盆壁的内面。

脏腹膜：覆于腹盆腔脏器的表面。

腹膜腔：脏、壁腹膜互相移行，形成一个潜在性腔隙，内有少量浆液。男性腹膜腔完全封闭，与外界不通；女性借输卵管腹腔口经输卵管、子宫、阴道与外界相通。

功能：分泌少量浆液，润滑脏器，减少摩擦；对脏器有支持、固定、修复及防御等功能。

二、腹膜与腹盆腔脏器的关系（表2-6）

表2-6 腹膜与腹盆腔脏器的关系

	特　　点	器　　官
腹膜内位器官	几乎全部被腹膜所覆盖，有系膜，活动度大	胃、十二指肠上部、空肠、回肠、盲肠、阑尾、横结肠、乙状结肠、脾、卵巢、输卵管
腹膜间位器官	大部分被腹膜所覆盖，活动度小	肝、胆、升结肠、降结肠、直肠上段、膀胱、子宫
腹膜外位器官	仅有一面被腹膜所覆盖，不能活动	十二指肠降部、水平部和升部，肾，肾上腺，胰，输尿管，直肠中、下段

【记忆要点】 通过联想器官所在的位置及器官的活动度，可帮助记忆腹膜与腹盆腔脏器的关系：脾、胃、空肠、回肠、卵巢、输卵管等均位于腹腔的中

间部位,活动度大,故为腹膜内位器官;肝、胆、膀胱、子宫、升结肠、降结肠等均位于腹腔上、下、左、右的四周部位,活动度小,故为腹膜间位器官;肾、肾上腺、胰、输尿管等均位于腹后壁部位,不能活动,故为腹膜外位器官。

【难点疑点】 腹膜内位器官不是指腹盆腔脏器在腹膜腔内面;腹膜外位器官不是指腹盆腔脏器在腹膜腔外面;腹膜间位器官不是指腹盆腔脏器有的腹膜腔内面,有的在腹膜腔外面。请记住所有腹盆腔脏器均在腹膜腔的外面,腹膜腔是一潜在性腔隙,其内只有少量的浆液。

三、腹膜形成的结构

(一)网膜

1. 小网膜

(1)肝胃韧带 由肝门至胃小弯的双层腹膜构成。内有胃左、右血管、淋巴结和 N 等。

(2)**肝十二指肠韧带** 由肝门至十二指肠上部的双层腹膜构成。内有胆总管、肝固有 A 和肝门 V 通过。胆总管位于右前方,肝固有 A 位于左前方,肝门 V 位于两者的后方。

> **【记忆要点】** 肝十二指肠韧带内有三个重要结构,其位置关系可以这样记忆:将自己右手的拇指、食指、中指伸直并拢,形成"撮"状,而且手背向上、指尖朝前下方,此时的拇指在后方代表肝门 V,食指在左前方代表肝固有 A,中指在右前方代表胆总管。

2. 大网膜 由胃大弯与横结肠之间的四层腹膜构成,又称胃结肠韧带。呈围裙状,悬垂于结肠与小肠前面。内有胃网膜左、右血管及其分支和许多脂肪等。

3. 网膜囊(腹膜小囊或小腹膜腔) 是胃、小网膜与腹后壁之间的腹膜间隙,属腹膜腔的一部分。借网膜孔与腹膜大囊(大腹膜腔)相通。网膜孔位于肝十二指肠韧带右缘后方,大小容纳一指。

(二) 系膜

通常是指将肠管连于腹后壁的双层腹膜结构。内有血管、N、淋巴管等,使肠管有较大的活动度。

主要的系膜:肠系膜、阑尾系膜、横结肠系膜和乙状结肠系膜等。

> **【难点疑点】** 有系膜的肠管有空肠、回肠、阑尾、横结肠和乙状结肠。肠系膜是将空肠和回肠连

于腹后壁的双层腹膜结构,最长,肠系膜根从L_2左侧的十二指肠空肠曲开始,止于右骶髂关节。

(三)腹膜陷凹

男性:直肠膀胱陷凹

女性 { 膀胱子宫陷凹
      直肠子宫陷凹

【难点疑点】 男性直肠膀胱陷凹和女性直肠子宫陷凹是腹膜腔的最低点,故腹膜腔的积液多聚积于此,临床上可进行直肠前壁穿刺和阴道后穹穿刺以进行诊断和引流。

消化系统小结

1. 内脏 通常我们把消化、呼吸、泌尿和生殖四个系统合称内脏。研究内脏各器官形态结构和位置的科学,称内脏学。内脏大部分器官位于胸腔、腹腔和盆腔内,消化和呼吸系统的部分器官位于头颈部,泌尿、生殖和消化系统的部分器官位于会阴部。

2. 内脏器官 按其构造可分为中空性器官和实质性器官两大类。

中空性器官——呈管状或囊状,内有空腔,如消化道、呼吸道、泌尿道和生殖道。其管壁由内向外一般可分为黏膜、黏膜下层、肌层和外膜。

实质性器官——内部没有特定的空腔,多属腺组织,如肝、胰、肾、生殖腺等。结缔组织被膜伸入器官实质内,将器官的实质分隔成若干小单位,称小叶,如肝小叶、睾丸小叶。每个器官的血管、淋巴管、N和功能管道出入之处常为一凹陷,称门,如肺门、肝门、肾门。

3. 消化管彼此的分界线

口腔 $\begin{cases} 前端:口裂 \\ 后端:咽峡 \end{cases}$

咽 $\begin{cases} 上端:颅底 \\ 下端:C_6下缘(平环状软骨弓) \end{cases}$

食管 $\begin{cases} 上端:C_6下缘 \\ 下端:T_{11}左侧(贲门) \end{cases}$

胃 $\begin{cases} 上端:T_{11}左侧 \\ 下端:L_1右侧(幽门) \end{cases}$

小肠 $\begin{cases} 上端:L_1右侧 \\ 下端:连盲肠(右髂窝内) \end{cases}$

大肠 $\begin{cases} 上端:回肠末端 \\ 下端:肛门 \end{cases}$

4. 张口所见口腔内的结构 有上、下牙弓,硬腭,软腭,腭垂,两侧腭舌弓,两侧腭咽弓,腭扁桃体,咽峡,舌,界沟,舌乳头等。

5. 大肠与小肠的比较(表2-7)

表2-7 大肠与小肠的比较

内容	大　肠	小　肠
位置	呈门框形,位于空、回肠四周	上端起自幽门,下端续于盲肠
长度	约1.5 m	5~7 m
分部	盲肠、阑尾、结肠、直肠和肛管	十二指肠、空肠和回肠
形态	口径较粗,肠壁较薄;盲肠和结肠还有结肠带、结肠袋和肠脂垂3个特征	口径较细,肠壁较厚
功能	吸收水分、维生素和无机盐,并排出粪便	食物消化和吸收的主要场所

第三章 呼吸系统

第一节 概述

一、呼吸系统的组成

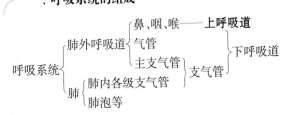

二、呼吸系统的主要功能

与外界进行气体交换,即吸入氧气,呼出二氧化碳。

【难点疑点】 注意呼吸道、上呼吸道、下呼吸道、肺外呼吸道、肺的差别：① 呼吸道——由上呼吸道和下呼吸道组成。② 上呼吸道——包括鼻、咽、喉。③ 下呼吸道——由气管、支气管(主支气管和肺内各级支气管)组成。④ 肺外呼吸道——由鼻、咽、喉、气管和主支气管组成。⑤ 肺——由肺内各级支气管和肺泡等组成。肺泡不属于呼吸道，是气体交换的主要场所。

第二节 肺外呼吸道

一、鼻

（一）外鼻

鼻根、鼻背、鼻尖、鼻翼、鼻唇沟和鼻孔。

（二）鼻腔

鼻腔由骨和软骨为支架，内面衬以黏膜和皮肤构成。鼻中隔将其分为左、右两腔，每侧鼻腔又分为鼻前庭和固有鼻腔两部分。

鼻前庭——前部，鼻翼围成，内衬皮肤、鼻毛。

固有鼻腔——后部，内衬黏膜，外侧壁有上、中、下三个鼻甲和三个鼻道。

嗅部：是指上鼻甲及与其相对应的鼻中隔的黏膜，有嗅觉功能。

呼吸部：是指嗅部以外的部分，长有纤毛，内有丰富血管、黏液腺，对空气有加温、湿润、净化作用。

> 【难点疑点】 鼻中隔以偏向左侧者居多，其前下部有一区域，称**易出血区**，为鼻衄好发部位。

(三) 鼻旁窦（见运动系统）

二、咽（见消化系统）

三、喉

(一) 喉的位置

位于颈前部正中。既是呼吸道，又是发音器官。

毗邻
- 上界：会厌软骨上缘
- 下界：环状软骨下缘
- 前方：皮肤、颈筋膜和舌骨下肌
- 后方：**喉咽**（不是食管）
- 两侧：颈血管、N 和甲状腺侧叶

(二) 喉的构造

1. 喉的软骨

(1) **甲状软骨** 甲壳状，1 块。

前方——前角、喉结。

后方——上角、下角。

(2) **环状软骨** 似带印章的戒指,1块。

前部——环状软骨弓。

后方——环状软骨板。

(3) **杓状软骨** 呈杓状,2块。

尖——朝上。

底——朝下,有声带突。

(4) **会厌软骨** 呈树叶状,1块。

上端——宽阔,游离,吞咽时,封闭喉口。

下端——狭细,附着于甲状软骨前角后面。

2. 喉软骨的连结

(1) 环甲关节 由甲状软骨下角与环状软骨两侧的关节面构成。

(2) 环杓关节 由杓状软骨底与环状软骨板上缘的关节面构成。

(3) **弹性圆锥** 近似圆锥形弹性纤维膜,此膜下缘附于环状软骨上缘,上缘游离,张于甲状软骨前角后面与杓状软骨声带突之间,称**声韧带**。弹性圆锥前部较厚,张于环状软骨弓上缘与甲状软骨下缘中部之间,叫环甲正中韧带。临床上遇急性喉阻塞患者,可经此直接插入粗针头,建立暂时通气管道。

3. 喉肌(表3-1) 为骨骼肌,附着于喉软骨的内面和外面。

作用于环杓关节的喉肌:有开大或缩小声门裂、紧张声带的作用。

作用于环甲关节的喉肌:有松弛声带及缩小喉口的作用。

表3-1 喉肌的名称、起止及作用表

名 称	起 点	止 点	作 用
环杓后肌	环状软骨板后面	杓状软骨肌突	开大声门 紧张声带
环杓侧肌	环状软骨弓上缘和弹性圆锥外面		缩小声门
杓横肌	两端连于两侧杓状软骨肌突及其外侧缘		缩小喉口及喉前庭
杓斜肌	杓状软骨肌突	对侧杓状软骨尖	缩小喉口
杓会厌肌	杓状软骨尖	会厌软骨及甲状会厌韧带	
环甲肌	环状软骨弓前外侧面	甲状软骨下缘和下角	紧张声带
甲杓肌	甲状软骨前角后面	杓状软骨外侧面和声带突	松弛声带

4. 喉腔

两襞 { 前庭襞:上方一对
      声襞:下方一对,+声韧带+声带肌=**声带**

两裂 {前庭裂：两前庭襞之间
声门裂：两声襞及构状软骨之间

声门裂分部 {膜间部：前3/5，好发喉癌
骨间部：后2/5，好发喉结核

分部 {喉前庭：前庭裂以上
喉中间腔：两裂之间，侧方有喉室
声门下腔：声门裂以下

四、气管和主支气管

（一）气管

组成：气管软骨、平滑肌和结缔组织。

形态：呈后壁略平的圆桶形管道。

两壁 {前壁：为气管软骨，呈"C"形
后壁：为气管膜壁，紧贴食管

两端 {上端：C_6下缘（环状软骨）
下端：T_4下缘（气管杈）

临床气管切开术：第3、4或第4、5气管软骨作正中切口。

> **【难点疑点】** 喉、气管后方的结构：喉的后方为喉咽部，气管的后方为食管。因喉的下端与咽的下端相平，故喉的后方不是食管，而是咽。

(二)主支气管

气管杈至肺门之间的管道。

左主支气管——细、长而较水平。

右主支气管——粗、短而较垂直,异物易于落入右主支气管、右肺内。

第三节 肺

一、肺的位置

肺位于胸腔内,纵隔的两侧,膈的上方,肺尖高出胸廓上口。

二、肺的形态和结构

形态:近似圆锥形,具有一尖、一底、两面、三缘。

一尖:肺尖,圆钝,**高出锁骨内侧段上方2~3 cm**。

一底:肺底,向上凹陷,贴膈,又称膈面。

两面 { 肋面:广阔圆凸,贴肋、肋间肌
内侧面:贴纵隔、脊柱,中央凹陷为肺门

肺门——是指肺内侧面中央凹陷处,有主支气管、肺A、肺V、淋巴管和N等通过。

三缘 { 前缘：锐薄，左肺前缘有心切迹和左肺小舌，右肺近垂直
后缘：圆钝，贴脊柱两旁
下缘：锐薄，伸向膈与胸壁之间 }

两肺 { 左肺：由斜裂分为左肺上、下两叶
右肺：由斜裂和水平裂，分为右肺上、中和下三叶 }

三、肺内支气管和肺段

肺内支气管：肺叶支气管→肺段支气管→气管树（最后接于肺泡）。

肺段：每一肺段支气管及其所属的肺组织。

第四节 胸膜和纵隔

一、胸膜

（一）胸膜的概念

胸膜：覆盖于肺表面和胸廓内表面的浆膜。

脏胸膜：覆于肺表面。

壁胸膜：贴附于胸壁内面、膈上面和纵隔侧面。

胸膜腔：脏胸膜与壁胸膜在肺根处互相移行，形成密闭的腔隙。左右各一，互不相通，内为负压，有少量浆

液,可减少呼吸时产生的摩擦。

> 【难点疑点】 注意胸膜腔与胸腔不同:胸膜腔内无心、肺等脏器,只有少量浆液;胸腔是指胸廓和膈围成的腔隙,内有心、肺等脏器。

(二)壁胸膜的分部

壁胸膜 { 膈胸膜:膈上面
肋胸膜:肋与肋间肌内面
纵隔胸膜:纵隔两侧面
胸膜顶:肺尖上方

肋膈隐窝:肋胸膜与膈胸膜返折形成呈半环形的间隙,是胸膜腔最低点,即使深吸气时,肺的下缘也不能伸入其间。胸膜炎渗出液常积于此。

(三)肺和胸膜的体表投影(表3-2)

表3-2 肺下缘与胸膜下界的体表投影

	锁骨中线	腋中线	肩胛线	接近脊柱处
肺下缘	第6肋	第8肋	第10肋	平T_{10}棘突
胸膜下界	第8肋	第10肋	第11肋	平T_{12}棘突

> 【记忆要点】 胸膜下界约比肺下缘低2个肋,胸膜炎积液通常在腋后线第9肋间隙进针穿刺引流。

二、纵隔

纵隔是两侧纵隔胸膜之间所有器官和组织结构的总称。

1. **纵隔的位置** 位于胸腔内,呈矢状位,上窄下宽,偏向左侧。

境界 ⎧ 前界:胸骨
　　　⎪ 后界:脊柱胸段
　　　⎨ 两侧界:纵隔胸膜
　　　⎪ 上界:胸廓上口
　　　⎩ 下界:膈

2. **纵隔的分部和内容** 以胸骨角和 T_4 为界分上、下纵隔;下纵隔又以心包为界,分为前、中、后纵隔。

上纵隔——有胸腺、头臂 V、上腔 V、膈 N、迷走 N、喉返 N、主 A 弓及其三大分支、食管、气管、胸导管等。

前纵隔——有胸腺一部分、少量结缔组织和淋巴结等。

中纵隔——有心包、心和出入心的大血管根部、奇 V 弓、膈 N、心包膈血管等。

后纵隔——有胸主 A、奇 V、半奇 V、主支气管、食管、胸导管、迷走 N、胸交感干和淋巴结等。

呼吸系统小结

喉、气管、主支气管的分界如下:

喉 $\begin{cases} 上端:会厌软骨上缘(喉口) \\ 下端:环状软骨下缘(C_6下缘) \end{cases}$

气管 $\begin{cases} 上端:C_6下缘 \\ 下端:T_4下缘(气管杈) \end{cases}$

主支气管 $\begin{cases} 上端:气管杈 \\ 下端:肺门 \end{cases}$

第四章 泌尿系统

第一节 概述

一、泌尿系统的组成

肾、输尿管、膀胱和尿道。

二、泌尿系统的主要功能

排出机体中溶于水的代谢产物和多余的水分。肾泌尿,输尿管输尿,膀胱贮尿,尿道排尿。

第二节 肾

一、肾的形态

肾为实质性器官,呈红褐色,豇豆形。

两端 { 上端：有肾上腺
      下端

两面 { 前面
      后面

两缘 { 外侧缘：隆凸
      内侧缘：中央部凹陷称肾门

肾门：在肾的内侧缘中央凹陷处，有肾 A、肾 V、肾盂、N 和淋巴管等出入。出入肾门的结构被结缔组织包裹成束，称肾蒂。

肾窦：肾门伸入肾实质内的腔隙，内有肾盏、肾盂、肾血管及脂肪等。

【记忆要点】 出入肝门、肺门、肾门结构可以用表格帮助记忆(表 4-1)

表 4-1 肝门、肺门和肾门

	功能管道	A	V	N	淋巴管
肝门	肝左、右管	肝固有 A	肝门 V	N	淋巴管
肺门	主支气管	肺 A	肺 V	N	淋巴管
肾门	肾盂	肾 A	肾 V	N	淋巴管

上述功能管道只要联系脏器的功能，就容易记忆。肝分泌胆汁，所以是肝左、右管；肺进行气体交换，所以是主支气管；而肾产生尿液，所以是肾盂(不是输尿管)。

第四章 泌尿系统

二、肾的内部结构

1. 肾实质

肾皮质:表层,血管多,红褐色,由肾小体和肾小管组成。

肾髓质:深部,血管少,淡红色,由 15~20 个肾锥体组成。肾乳头、乳头孔、肾柱。

2. 膜性管

肾小盏:漏斗状,包绕肾乳头,有 7~8 个。

肾大盏:由 2~3 个肾小盏合成。

肾　盂:由 2~3 个肾大盏合成。

三、肾的位置

肾位于腹腔的后上部,脊柱的两侧,前面有腹膜覆盖,属腹膜外位器官。**左、右肾的位置及其与 12 肋的关系**(表 4-2)。

表 4-2　左、右肾的位置及其与 12 肋的关系

	上　端	下　端	与第 12 肋关系
左肾	平 T_{11} 下缘	平 L_2 下缘	第 12 肋斜过左肾后面的中部
右肾	比左肾低半个椎体		第 12 肋斜过左肾后面的上部

肾区(脊肋角):竖脊肌外侧缘与第 12 肋之间的部位,肾病变有叩击痛。

四、肾的被膜(内向外)

纤维囊:紧贴肾实质表面,易剥离。

脂肪囊:脂肪层,包绕肾上腺、肾。

肾筋膜:分前、后两层,在肾上腺上方和肾的外侧缘愈合。

肾的固定装置主要是肾的被膜,其次还取决于腹压、肾血管、腹膜及邻近器官的承托。

第三节 输尿管

一、输尿管的位置

细长的肌性管道,呈扁圆柱状,左右各一。

长 20~30 cm,管径 0.5~0.7 cm。起于肾盂,终于膀胱。

输尿管位于腹膜的后方,沿腰大肌前面下降,越过髂血管入盆腔。

男性输尿管——沿骨盆侧壁弯曲向前,与输精管交叉后转向前内,而后达膀胱底。

女性输尿管——行于子宫颈的两侧,距子宫颈约 2 cm 处,从子宫 A 的后下方经过,而后至膀胱底。

在膀胱外上角处,输尿管向内下斜穿膀胱壁,开口于膀胱内面的输尿管口。

二、输尿管的分部和狭窄

1. 分部
腹部——输尿管起始处至小骨盆入口处。
盆部——小骨盆入口处至膀胱底。
壁内部——穿膀胱底。

2. 狭窄
第一狭窄:输尿管起始处或肾盂与输尿管移行处。
第二狭窄:小骨盆入口处或与髂血管交叉处。
第三狭窄:膀胱壁内或壁内部。
以上三个狭窄部位是结石滞留处。

第四节 膀胱

一、膀胱的形态

膀胱为肌性的囊状器官,伸缩性大,容量 300~500 ml,贮存尿液。

空虚时呈三棱锥体形,充盈时呈卵圆形。

分部
- 膀胱尖:顶端尖细,朝向前上
- 膀胱底:底部呈三角形,朝向后下
- 膀胱体:尖与底之间
- 膀胱颈:膀胱下部,尿道内口起始部

二、膀胱的位置

膀胱位于小骨盆腔的前部(腹膜间位器官),当膀胱充盈时,膀胱尖即高出耻骨联合上缘。此时在耻骨联合上方进行膀胱手术或穿刺,可避免损伤腹膜。膀胱的毗邻结构(表4-3)。

表4-3 膀胱的毗邻

性别	膀胱前方	膀胱后方	膀胱下方
男性	耻骨联合	精囊、输精管末端、直肠	前列腺
女性		子宫、阴道	尿生殖膈

三、膀胱壁的构造

由内向外依次为黏膜、黏膜下层、肌层和外膜。

膀胱三角:膀胱底内面的左、右输尿管口和尿道内口之间呈三角形区域,称膀胱三角。此区缺乏黏膜下层,直接与肌层紧密相结合,无论膀胱充盈或空虚,黏膜均保持平滑状态,该部位易患结核、肿瘤。

第五节 尿道

男、女性尿道结构与功能的比较(表4-4)。

表4-4 男、女性尿道结构与功能的比较

性别	位置	开口	特点	功能
男性	起于尿道内口,止于尿道外口	阴茎头	长16～22 cm,细、长、弯曲	排尿、排精
女性		阴道前庭	长3～5 cm,短、宽、直	排尿,易尿路感染

第五章 生殖系统

第一节 概述

一、生殖系统的组成(表5-1)

表5-1 男、女性生殖系统的组成

性别	内生殖器			外生殖器
	生殖腺	生殖管道	附属腺	
男性	睾丸	附睾、输精管、射精管、男性尿道	精囊、前列腺、尿道球腺	阴囊、阴茎
女性	卵巢	输卵管、子宫、阴道	前庭大腺	女阴

二、生殖系统的主要功能

产生生殖细胞,繁殖后代;分泌性激素,维持第二性征。

睾丸产生精子,先贮存在附睾,当射精时,经输精管、射精管,最后经尿道排出体外。卵巢排出卵子,经腹膜腔进入输卵管,在输卵管壶腹受精后,移至子宫内着床发育成长,成熟后的胎儿在分娩时,出子宫口经阴道娩出。

第二节 男性生殖系统

一、男性内生殖器

(一)睾丸

1. 位置和形态

位置:阴囊内,左右各一。

形态:呈扁卵圆形,表面光滑。分内、外两侧面,前、后两缘,上、下两端。

2. 睾丸的结构

白膜:睾丸表面包有一层坚厚的致密结缔组织膜,缺乏弹性,急性睾丸炎时会剧痛。

睾丸纵隔:白膜在近睾丸后缘处增厚进入睾丸实质内。

睾丸小隔:睾丸纵隔发出许多小隔,呈扇形向周围放射状展开。

睾丸小叶:睾丸小隔将睾丸实质分隔为许多锥形

小叶。

精曲小管：每一睾丸小叶内含有2～4条盘曲的小管，是精子发生的部位。

精直小管：精曲小管接近睾丸纵隔时，变成短而直的小管。

睾丸网：精直小管进入睾丸纵隔内，汇合成网状的管道。

睾丸输出小管：从睾丸网发出12～15条小管。

间质细胞：精曲小管之间的结缔组织，有分泌男性激素的功能。

（二）附睾

1. 位置　睾丸的上端和后缘。
2. 形态　长条状。
3. 分部　头、体和尾三部分。
4. **功能**　贮存精子、营养精子和促进精子成熟。

（三）输精管和射精管

1. 输精管

长约50 cm，管壁较厚，肌层较发达，管腔细小。活体触摸时，呈坚实的圆索状。其行程长，可分为**睾丸部、精索部、腹股沟管部和盆部**。

睾丸部——附睾尾至附睾头。

精索部（皮下部）——附睾头至腹股沟管浅环，位置部表浅,为**输精管结扎部位**。

腹股沟管部——腹股沟管内。

盆部——腹股沟管深环至膀胱底。

精索:柔软的圆索状结构,由腹股沟管深环至睾丸上端,内有输精管、睾丸 A、蔓状 V 丛、N 丛和淋巴管等,其表面包有被膜。

2. 射精管

组成:输精管壶腹与精囊排泄管汇合并形成射精管。

开口:长约 2 cm,斜穿前列腺,开口于尿道前列腺部。

(四)精囊(精囊腺)

1. 位置　位于膀胱底与直肠之间,输精管壶腹的外侧。

2. **形态**　呈长椭圆形,为囊状器官,表面凹凸不平。

3. 功能　分泌液体,参与组成精液。

(五)前列腺

1. 位置　位于膀胱与尿生殖膈之间,包绕尿道起始部。

2. **形态**　呈前后稍扁的栗子状,为不成对的实质性器官。后面正中有前列腺沟,活体可经肛门指诊触及前列腺和沟。前列腺肥大时,此沟可消失。

3. 结构　由腺组织、平滑肌和结缔组织构成。

4. 排泄管　细小,数目多,开口于尿道前列腺部的后壁。

5. 功能　分泌液体,参与组成精液。

(六) 尿道球腺

1. 位置　位于尿道膜部后外侧。
2. 形态　豌豆大小的球形器官。
3. 排泄管　开口于尿道球部。
4. 功能　分泌液体,参与组成精液。

【难点疑点】　精液由精子、附属腺和生殖管道的分泌物组成。呈乳白色,弱碱性,1次射精2～5 ml,含精子3～5亿个,正常活性在80%以上,活性低会导致男性不育。输精管结扎后,同样能射精,只是不含精子的精液。

二、男性外生殖器

(一) 阴囊

1. 位置　位于阴茎的后下方。
2. 阴囊壁　由皮肤和肉膜组成。
3. 阴囊中隔　肉膜在正中线向深部发出,将阴囊腔分左、右两部分。
4. 被膜　位于阴囊壁的深面,包裹睾丸、附睾及精索的被膜由腹前壁结构移行而来。

精索外筋膜——是腹外斜肌腱膜的延续。

提睾肌——是腹内斜肌和腹横肌的延续。

精索内筋膜——是腹横筋膜的延续。

睾丸鞘膜——是腹膜的延续。

鞘膜腔：睾丸鞘膜的壁、脏两层之间形成鞘膜腔，内少量浆液。当睾丸鞘膜炎时，形成鞘膜积液。

【难点疑点】 关于睾丸的下降：① 在胚胎时期，睾丸和附睾位于腹后壁肾的下方，随着胎龄增加，逐渐下移，穿过腹股沟管，降入阴囊。② 出生后，如果睾丸仍未降入阴囊，称隐睾。

（二）阴茎

1. 分部

阴茎头——前端膨大，有尿道外口。

阴茎体——头与根之间，呈圆柱状。

阴茎根——后端，附于耻骨弓。

2. 结构 由两个阴茎海绵体和一个尿道海绵体构成，外包筋膜和皮肤等。

阴茎海绵体——位于背侧，前端嵌入阴茎头后方的凹陷内，后端分开为阴茎脚。

尿道海绵体——位于腹侧，前端扩大为阴茎头，后端膨大为尿道球,有尿道贯穿其全长。海绵体内有许多腔隙,充血时,阴茎勃起。

皮肤——薄而柔软,富有伸展性,前端游离,并向后反折成阴茎包皮。若包皮过长或包茎,需手术切除。

包皮系带:尿道外口下端与包皮之间的皮肤皱襞,作包皮环切时,勿伤及此。

三、男性尿道

男性尿道有排尿和排精的功能,起自膀胱的尿道内口,止于尿道外口,长 16～22 cm。

1. **分部**

前列腺部——位于前列腺内,有射精管和前列腺排泄管的开口。

膜部——位于尿生殖膈内,周围有尿道括约肌。

海绵体部——位于尿道海绵体内,后端扩大为尿道球部。

临床上,通常把前列腺部和膜部称后尿道,海绵体部称前尿道。

2. **狭窄**

尿道内口 ⎫
尿道膜部 ⎬→ 结石易阻滞部位
尿道外口 ⎭

3. **弯曲**

耻骨下弯——凸向下后方。

耻骨前弯——凸向前上方,可人为变直。

插导尿管(或膀胱镜)时,需将阴茎上提至腹壁,可使耻骨前弯变直。

第三节 女性生殖系统

一、女性内生殖器

(一)卵巢

1. **位置** 位于盆腔内,髂内、外A起始部之间的夹角处。

2. 形态 呈扁椭圆形,为成对实质性器官。

两面 { 内侧面:朝向子宫
外侧面:邻近盆壁

两端 { 上端:借**卵巢悬韧带**连盆壁
下端:借**卵巢固有韧带**连子宫角

两缘 { 前缘:有系膜附着
后缘:游离

3. 功能 产生卵子,分泌女性激素。

(二)输卵管

1. 位置 位于子宫两侧和盆腔侧壁之间,包裹在子宫阔韧带上缘内。

2. **形态** 一对细长弯曲的肌性管道,长 10~12 cm。两端有输卵管子宫口和输卵管腹腔口。

3. **分部** 由内侧向外侧分为四部。

输卵管子宫部——穿子宫壁内的一段,借输卵管子宫口通子宫腔

输卵管峡——短而窄,为输卵管结扎部位。

输卵管壶腹——管腔较大,占全长 2/3,为卵子受精部位。

输卵管漏斗——周缘有输卵管伞,借输卵管腹腔口通腹膜腔。

【难点疑点】 关于输卵管几个问题:① 由内侧向外侧分为输卵管子宫部、输卵管峡、输卵管壶腹和输卵管漏斗四部。② 输卵管结扎部位是输卵管峡。③ 卵子受精部位是输卵管壶腹。④ 输卵管分部不包括输卵管伞。

(三)子宫

1. **子宫的形态** 成年未孕子宫,呈前后略扁,倒置的鸭梨形,壁厚腔小的肌性器官。可分为子宫底、子宫体和子宫颈三部分。

子宫底——上端圆凸部分。

子宫体——底与体之间,内有子宫腔。

子宫颈——下端圆细部分,内有子宫颈管,可分为**子宫颈阴道上部和子宫颈阴道部**。

子宫峡:子宫颈与体之间相接部分,且狭细,妊娠后伸展变长,为剖宫产手术切口处。

子宫角:子宫与输卵管相接处。

子宫内腔: 包括子宫腔和子宫颈管。

子宫口:子宫颈管下口,未产妇呈圆形,经产妇呈横裂状,子宫口的前、后缘分别称前唇和后唇。

2. 子宫壁的结构

内层——为黏膜,即子宫内膜,有周期性变化,产生月经。

肌层——很厚,为平滑肌。

外层——为浆膜,主要由脏腹膜构成。

3. 子宫的位置

位置: 骨盆腔的中央,在膀胱和直肠之间,下端接阴道,两侧有输卵管和卵巢。

正常姿势: 前倾前屈位。

前倾——子宫与阴道之间形成向前开放的钝角,稍大于90°。

前屈——子宫体与子宫颈之间形成一个向前开放的钝角,约为170°。

【记忆要点】 子宫的形态和正常姿势可由教师向前鞠躬的姿势来演示,头代表子宫底,胸代表子宫体,腰代表子宫颈,下肢代表阴道,平举的上肢代表输卵管,手指代表输卵管伞;低头代表子宫的前屈位,弯腰代表子宫的前倾位。

4. 子宫的固定装置(表5-2)

表5-2 子宫的韧带

名 称	位 置	作 用
子宫阔韧带	位于子宫两侧	限制子宫向侧方移位
子宫主韧带	连于子宫颈两侧与盆壁之间	固定子宫颈,防止子宫向下脱垂
子宫圆韧带	起于子宫角,经过腹股沟管,止于阴阜	维持子宫的前倾位
子宫骶韧带	连于子宫颈后面和骶骨前面	维持子宫的前屈位

(四)阴道

形态:前后略扁的肌性管道。

位置:连接子宫和外生殖器。下端开口于阴道前庭。

上端——围绕子宫颈阴道部,形成环状腔隙的阴道穹。

下端——为阴道口,有处女膜。

前壁——贴近膀胱、尿道。

后壁——邻近直肠。

阴道穹:阴道上端包绕子宫颈阴道部,两者间形成的环状腔隙,称阴道穹。可分为前、后部及左、右侧部;阴道后穹最深,与直肠子宫陷凹相邻。

(五)前庭大腺

位于阴道口的两侧,形如豌豆,开口于阴道口与小阴唇之间,分泌物有润滑阴道口的作用。

二、女性外生殖器(女阴)

1. 阴阜　耻骨联合前面的皮肤隆起,性成熟长有阴毛。

2. 大阴唇　位于女阴裂两侧纵行隆起的皮肤皱襞,长有阴毛。

3. 小阴唇　大阴唇的内侧,表面光滑无毛。

4. 阴道前庭　两侧小阴唇之间的裂隙,前有尿道外口,后有阴道口。

5. 阴蒂　位于唇前连合的后方,相当于男性阴茎海绵体。

6. 前庭球　位于大阴唇的皮下,相当于男性尿道海绵体。

附一 女性乳房

1. 位置 胸前部,胸大肌、胸筋膜的表面,上起自第2~3肋,下至第6~7肋,内侧至胸骨旁线,外侧可达腋中线。

2. 形态 呈半球形,有弹性,乳头,乳晕。

3. 结构 由皮肤、乳腺和脂肪构成。15~20个乳腺叶,以乳头为中心,呈放射状排列。乳腺炎脓肿时,应尽量作**放射状切开**。在乳房深部自胸筋膜发出结缔组织穿过乳腺小叶之间连于皮肤,称乳房悬韧带。乳腺癌早期,该韧带受侵变短,皮肤凹陷,呈橘皮样。

附二 会阴

1. 会阴的概念

广义:是指盆膈以下封闭骨盆下口的所有软组织,呈菱形。其境界:前方为耻骨联合下缘,两侧为耻骨弓、坐骨结节及骶结节韧带,后方为尾骨尖。两侧坐骨结节的连线将会阴分为前方的尿生殖三角(尿生殖区)和后方的肛门三角(肛区)。

狭义:是指外生殖器与肛门之间狭窄区域的软组织。在男性系指阴囊根部至肛门之间的部分。女性则指阴道前庭后端与肛门之间的部分,女性的狭义会阴又称产科会阴,分娩时保护此区,以免撕裂。

2. 尿生殖膈 由尿生殖膈上、下筋膜及其间的会阴深横肌和尿道括约肌组成。封闭尿生殖三角,加强盆底,协助承托盆腔脏器。男性有尿道通过,女性有尿道和阴道通过。

3. 盆膈 由盆膈上、下筋膜及其间的肛提肌和尾骨肌组成。作为盆底,承托盆腔脏器,有直肠通过。

生殖系统小结

1. 子宫阔韧带 内有卵巢、输卵管、卵巢固有韧带、子宫圆韧带、血管(子宫 A)、淋巴管、N 和结缔组织等。

2. 女阴 包括阴阜、大阴唇、小阴唇、阴道前庭、阴蒂、前庭球;不包括前庭大腺。

3. 食管、输尿管和男性尿道狭窄的比较(表 5-3)

表5-3 食管、输尿管和男性尿道的狭窄

	第一狭窄	第二狭窄	第三狭窄
食 管	咽与食管相续处	食管与左主支气管交叉处	穿膈食管裂孔处
输尿管	肾盂与输尿管移行处	与髂血管交叉处或小骨盆入口处	穿膀胱壁内
男性尿道	尿道内口	尿道膜部	尿道外口

4. 脊柱、直肠和男性尿道弯曲的比较(表5-4)

表5-4 脊柱、直肠和男性尿道的弯曲

	弯 曲
脊 柱	颈曲、胸曲、腰曲、骶曲
直 肠	骶曲、会阴曲
男性尿道	耻骨下弯、耻骨前弯

5. 某些脏器分部的比较(表5-5)

表5-5 某些脏器的分部

器 官	分 部
口腔	口腔前庭和固有口腔
牙	牙冠、牙根和牙颈
舌	舌尖、舌体和舌根
咽	鼻腔、口咽和喉咽
食管	颈部、胸部和腹部
胃	贲门部、胃底、胃体和幽门部
小肠	十二指肠、空肠和回肠
十二指肠	上部、降部、水平部和升部
大肠	盲肠、阑尾、结肠、直肠和肛管
结肠	升结肠、横结肠、降结肠和乙状结肠
阑尾	阑尾根、阑尾体和阑尾尖

(续表)

器 官	分 部
胆囊	胆囊底、胆囊体、胆囊颈和胆囊管
胰	胰头、胰体和胰尾
鼻腔	鼻前庭和固有鼻腔
喉腔	喉前庭、喉中间腔和声门下腔
壁胸膜	胸膜顶、肋胸膜、纵隔胸膜和膈胸膜
膀胱	膀胱尖、膀胱底、膀胱体和膀胱颈
输尿管	腹部、盆部和壁内部
附睾	附睾头、附睾体和附睾尾
输精管	睾丸部、精索部、腹股沟管部和盆部
前列腺	前列腺底、前列腺体和前列腺尖
男性尿道	前列腺部、膜部和海绵体部；或前尿道和后尿道
阴茎	阴茎头、阴茎体和阴茎根
子宫	子宫底、子宫体和子宫颈
子宫颈	子宫颈阴道部和子宫颈阴道上部
输卵管	输卵管子宫部、输卵管峡、输卵管壶腹和输卵管漏斗
阴蒂	阴蒂头、阴蒂体和阴蒂脚

第六章 循环系统

第一节 概述

一、循环系统的组成和主要功能

(一)心血管系统的组成和主要功能

1. 心血管系统的组成

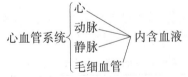

心——血液循环的动力器官(血泵),推动血液运行。心脏收缩时,心内压升高,血液挤压出去;心脏舒张时,心内压下降,血液引回心脏。

动脉——运送血液离开心脏的管道,一般用红色表示。

静脉——引导血液返回心脏的管道,一般用蓝色表示。

毛细血管——介于 A 终末端与 V 起始端之间微血管。

【难点疑点】 A 不是指内含 A 血的管道,V 亦不是指内含 V 血的管道,而是运送血液离开心的管道为 A,引导血液回流到心的管道为 V。一般体循环的 A(主 A 及其分支)内动的是 A 血,体循的 V(上腔 V 系、下腔 V 系、心 V 系)内流动的是 V 血;而肺循环的 A(肺 A 及其分支)内流动的是 V 血,肺循环的 V(肺 V 及其属支)内流动的是 A 血。

【记忆要点】 通过对 A 和 V 的比较,可以加深对它们的理解和记忆(表 6-1)。

表 6-1 动脉和静脉的比较

	动　　脉	静　　脉	备　　注
作　用	导血出心	导血回心	
起　始	起自心室	起自毛细血管	
终　止	移行为毛细血管	注入心房	肝门 V 例外

(续表)

	动　脉	静　脉	备　注
口径变化	(分支)越分越细	(属支)越合越粗	
承受压力	较大	较小	
管　壁	较厚,弹性大	较薄,弹性小,管腔较大	
血氧含量	高	低	肺 A、V 相反
其　他		有 V 瓣	
		分浅、深 V	

2. 心血管系统的主要功能

氧(肺)
养料(消化系)　运输⟶全身各器官
激素(内分泌)

二氧化碳(肺)
代谢产物(肾)　运输⟶肺、肾、皮肤

(二) 淋巴系统的组成和主要功能

1. **淋巴系统的组成**　淋巴管道、淋巴器官和淋巴组织。

2. 淋巴系统的主要功能　辅助 V 进行体液回流(主要由淋巴管道完成);参与机体的免疫功能(主要由淋巴器官和淋巴组织完成)。

【难点疑点】 血液、淋巴和组织液之间的关系如下：

```
        A
       ↗ ↘(血液)        (组织液)
     心    毛细血管 ⇄ 组织间隙 ⇄ 细胞
       ↖ ↙
        V ← 淋巴管道（淋巴）
```

二、血液循环的径路

血液循环可分成体循环和肺循环两部分，这两个循环是同时进行的，无先后次序。

1. **体循环**（大循环） 左心室的 A 血→主 A 及其分支→全身毛细血管网，进行物质交换→变成 V 血→上、下腔 V，冠状窦及其属支→右心房。

2. **肺循环**（小循环） 右心室的 V 血→肺 A 及其分支→肺泡周围的毛细血管网，进行气体交换→变成 A 血→肺 V 及其属支→左心房。

【难点疑点】 关于血液循环的掌握要点：① 血液从右心流到左心，必须要经过肺循环（除非患有某种先天性心脏病）。② 血液循环可分为体循环和肺循环两部分。③ 体循环和肺循环是同时进行的,无先后次序,彼此通过房室口相通。④ 体循环的特点:行程长,范围广,营养全身,A血变V血。⑤ 肺循环的特点:行程短,只到肺,气体交换,V血变A血。

三、血管的吻合和侧支循环

A间吻合——A与A之间的吻合,包括A网、A弓、A环等形式。

V间吻合——V与V之间的吻合,包括V网、V弓、V丛等形式。

A,V吻合——小A和小V之间借血管支直接相连,形成小A,V吻合,如指尖、趾端、外生殖器勃起组织等。

毛细血管网——毛细血管之间吻合成毛细血管网。

侧支循环:主干血流受阻时,侧副管变粗,代替主干运送血液,形成侧支循环。

第二节 心血管系统

一、心

（一）心的外形

倒置的、前后稍扁的圆锥体,大小约与本人的拳头相似。可分为一尖、一底、两面、三缘及心表面的三沟（表6-2）。

表6-2 心的外形一览表

		位 置	构 成
一尖(心尖)		朝向前下方,左侧第5肋间隙、锁骨中线内侧1~2 cm处	左心室
一底(心底)		朝向后上方,与心脏的大血管相连	大部分由左心房、小部分由右心房构成
两面	胸肋面	朝向前上方	大部分由右心房和右心室构成
	膈面	朝向后下方	大部分由左心室、小部分由右心室构成
三缘	右缘	垂直向下	由右心房构成
	左缘	斜向左下	主要由左心室构成
	下缘	近水平位	由右心室和心尖构成
三沟	冠状沟	靠近心底	心房与心室在心表面的分界线
	前室间沟	位于胸肋面	左、右心室在心胸肋面的分界线
	后室间沟	位于膈面	左、右心室在心膈面的分界线

【记忆要点】 肺和心的形态均为圆锥体,均可用"一尖一底二面三缘"来记忆,其中一尖是指肺尖、

心尖,一底是指肺底和心底,两面是指肺的内侧面、肋面和心的胸肋面、膈面,两缘是指肺的前缘、后缘、下缘和心的左缘、右缘、下缘。

(二) 心的位置

心为一中空的肌性纤维性器官,位于胸腔纵隔内,外有心包包裹。

毗邻
- 正中线:2/3 左侧,1/3 右侧
- 前方:贴胸骨和肋软骨
- 两侧:邻肺和胸膜腔
- 后方:有食管、迷走 N 和升主 A
- 上方:连于心的大血管
- 下方:邻膈

(三) 心的体表投影

左上点:在左侧第 2 肋软骨下缘,距胸骨左缘约 1.2 cm 处。

右上点:在右侧第 3 肋软骨上缘,距胸骨右缘约 1.0 cm 处。

左下点:在左侧第 5 肋间隙,左锁骨中线内侧 1~2 cm 处或距前正中线 7~9 cm 处。

右下点:在右侧第 6 胸肋关节处。

上述四点的连线即为心的体表投影,了解投影,对左心室肥大诊断有意义。

【记忆要点】 心的体表投影可以这样记忆：① 左、右上点均在第 2 肋间隙，左、右下点均在第 5 肋间隙。② 因心偏左，故左上点比右上点位置高、距胸骨外侧缘远。即左上点近第 2 肋软骨下缘，距胸骨左缘为 1.2 cm；右上点近第 3 肋软骨上缘，距胸骨右缘为 1 cm。③ 因心偏左，故左下点比右下点距胸骨外侧缘远。即左下点为心尖点（左锁骨中线内侧 1~2 cm 处）；右下点在第 6 胸肋关节处。

(四) 心的各腔(表 6-3)

表 6-3 心的各腔

	入 口	出 口	结 构
右心房	上、下腔 V 口，冠状窦口	右房室口	右心耳，卵圆窝
右心室	右房室口	肺 A 口	右房室瓣(三尖瓣)，腱索，乳头肌，肺 A 瓣，A 圆锥
左心房	4 个肺 V 口	左房室口	左心耳
左心室	左房室口	主 A 口	左房室瓣(二尖瓣)，腱索，乳头肌，主 A 瓣

卵圆窝：房间隔下部右侧有卵圆形的浅窝，为胎儿时期卵圆孔闭合后的遗迹。

动脉圆锥：右心室向左上方延伸的逐渐变细，形似倒置的漏斗。

> 【难点疑点】 关于心瓣膜的几个问题：① 右房室口有三尖瓣，左房室口有二尖瓣。② 心室收缩时，心房舒张；心室舒张时，心房则收缩。③ 保持血液定向流动的装置是二尖瓣、三尖瓣、主A瓣和肺A瓣。当心室收缩时，二尖瓣和三尖瓣关闭，主A瓣和肺A瓣开放（血液离心）。当心室舒张时，主A瓣和肺A瓣关闭，二尖瓣和三尖瓣开放（血液回心）。④ 通常心脏收缩是指心室收缩，心脏舒张是指心室舒张。

（五）心的构造

1. 心壁的构造（由内向外）

心内膜：衬于心腔内面的一层光滑的薄膜，在房室口、A口处折叠而成瓣膜。

心肌：心室肌比心房肌厚，左心室最厚，心室肌与心房肌不连续，不同时收缩。分浅斜、中环、深纵三层。

心外膜：即浆膜心包的脏层。

2. 房间隔和室间隔

房间隔：位于左、右心房之间，由两层心内膜夹少量心肌和结缔组织构成。

室间隔：位于左、右心室之间，可分为肌部和膜部两部分。

肌部——室间隔下方的大部分，是由心肌构成的。

膜部——室间隔上方紧靠主A口下方的一小部分，缺乏肌质；此处是室间隔缺损的好发部位。

（六）心的传导系统

构成：位于心壁内，由特殊分化的心肌纤维构成。

作用：产生兴奋和传递冲动，以维持心正常的节律性舒缩。

包括：窦房结、房室结、房室束及其分支。

1. **窦房结** 呈长椭圆形，位于上腔V与右心耳之间心外膜的深面，是心正常起搏点。

2. **房室结** 呈扁椭圆形，位于冠状窦口与右房室口之间心内膜的深面。正常情况下，向下传导冲动，异常时可产生冲动（早搏）。

3. **房室束（His束）** 由房室结发出，入室间隔膜部，至室间隔肌部分为左、右束支。

(七) 心的血管

1. 动脉 左、右冠状 A 的比较(表 6-4)。

表 6-4 左、右冠状 A 的比较

	起 源	分 支	走 行	分 布
左冠状A	升主A起始部的左侧壁	前室间支	前室间沟	左心室前壁,右心室前壁一部分,室间隔前 2/3
		旋支	沿冠状沟左行,绕左心室膈面	左心房,左心室侧壁和膈壁
右冠状A	升主A起始部的右侧壁	后室间支	后室间沟	右心房,右心室、室间隔后 1/3,窦房结、房室结
		右旋支	较细小	左心室膈壁的右侧部分

2. 静脉

冠状窦 $\begin{cases} 心大 V:位于前室间沟 \\ 心中 V:位于后室间沟 \\ 心小 V:位于右冠状沟 \end{cases}$

(八) 心包

构成:包裹心和出入心大血管根部的纤维浆膜囊。

分部:外层的纤维心包和内层的浆膜心包。

心包腔:浆膜心包脏、壁两层之间的腔隙为心包腔,内有少量浆液。心包炎会引起心包积液。

作用:保护作用,防止心脏过度舒张,保持血容量恒定。

二、肺循环的血管

(一)肺循环的动脉

肺A干起自右心室肺A口,至主A弓下方分为左、右肺A。

左肺A——分为上、下两支,进入左肺上、下叶。

右肺A——先分为两支,至肺门处分为三支,进入右肺上、中、下叶。

动脉韧带:肺A干分叉处与主A弓下缘之间连接一纤维结缔组织,为胎儿时期A导管闭锁后的遗迹。

(二)肺循环的静脉

肺V:左右各有2条,分别为左上、下肺V和右上、下肺V。它们起自肺门,注入左心房。

【难点疑点】 关于肺A和肺V:① 肺A内为"乏氧"血,肺V内为"富氧"血。② 肺V有4条(左、右各2条),肺A只有2条。③ 肺有两套血管系统:肺A、V只是肺的功能血管(执行气体交换功能);肺的营养血管是支气管 A、V,支气管 A 发自胸主 A,支气管 V 通过奇 V 回流到上腔 V。

三、体循环的血管

(一) 体循环的动脉

1. 主 A 为体循环的 A 主干,可分为**升主 A、主 A 弓和降主 A** 三部分。

(1) 升主 A 起自左心室主 A 口,向上至胸骨角水平。起始处发出左、右冠状 A。

(2) 主 A 弓 接升主 A,呈弓形弯向左后方,至 T_4 水平。弓的凸侧自右向左依次发出**头臂干、左颈总 A 和左锁骨下 A**。头臂干向右上方斜行,至右胸锁关节后方分为右颈总 A 和右锁骨下 A。

(3) 降主 A 接主 A 弓,沿脊柱左前方下行,穿膈主 A 裂孔入腹腔,至 L_4 下缘分为左、右髂总 A。降主 A 又以主 A 裂孔为界,分为胸主 A 和腹主 A。

2. 头颈部的 A 头颈部的 A 主干是颈总 A。

(1) 颈总 A 右侧起自头臂干,左侧起自主 A 弓。两侧颈总 A 沿气管、喉两侧上行,至甲状软骨上缘分为颈内 A 和颈外 A。

颈 A 窦:为颈总 A 末端和颈内 A 起始处的膨大部

分,壁内有压力感受器,可感受血液中压力的变化。当血压改变时,窦壁承受压力随之改变,可反射性地改变心率和末梢血管口径,以调节血压。

颈A小球:是一个椭圆形小体,借结缔组织连于颈内、外A分叉处的后方,为化学感受器,可感受血液中CO_2分压、O_2分压和H^+浓度的变化。当血液中CO_2分压升高和O_2分压降低时,可反射性地促进呼吸加快加深,以保持血液中CO_2和O_2含量的平衡。

(2)颈外A **颈外A的分支**(表6-5)。

表6-5 颈外A的分支

分 支	起 自	分 布
甲状腺上A	颈外A起始部	甲状腺、喉
舌A	平舌骨水平	舌、口底结构、腭扁桃体
面A	舌A稍上方	腭扁桃体、下颌下腺、面部
颞浅A	下颌颈水平	腮腺、头部软组织
上颌A	下颌颈水平	牙、鼻腔、腭、颊、咀嚼肌、硬脑膜

(3)颈内A 入颅后,营养脑和视器。

(4)锁骨下A 右侧起自头臂干,左侧起自主A弓。从胸锁关节的后方,经胸廓上口至颈根部,穿斜角肌间隙,至第1肋外缘移行为腋A。**锁骨下A的分支**(表6-6)。

表6-6 锁骨下A的分支

分　支	重要走行标志	重要分支（或终支）	分　　布
椎A	穿$C_{6\sim1}$横突孔	详见神经系统	脊髓、脑
胸廓内A	沿胸骨外侧缘下行，末支穿膈到腹前壁	腹壁上A	胸前壁、心包、膈、腹直肌
甲状颈干	在椎A外侧	甲状腺下A	甲状腺

3. 上肢的A　上肢的A主干是腋A。

(1) **腋A**　自第1肋外缘，经腋窝至背阔肌下缘处移行为肱A。

(2) **肱A**　自背阔肌下缘，向下沿肱二头肌内侧沟至肘窝，平桡骨颈水平分为桡A和尺A。

(3) **桡A**　上段位于肱桡肌深面，下段在肱桡肌腱与桡侧腕屈肌腱之间下行。其终支在绕桡骨茎突至手背，再穿第1掌骨间隙至手掌。该终支与尺A的掌深支吻合成掌深弓。其主要分支有掌浅支和拇主要A。

(4) **尺A**　在尺侧腕屈肌和指浅屈肌之间下行，经豌豆骨桡侧入手掌。其终支与桡A的掌浅支吻合成掌浅弓。

(5) **掌浅弓**　位于掌腱膜的深面，屈指肌腱的浅面，由尺A终支和桡A的掌浅支吻合而成。

(6) **掌深弓**　位于屈指肌腱的深面，由桡A终支和尺A的掌深支吻合而成。

【记忆要点】 在记忆掌浅弓与掌深弓的组成时,应联想到桡A下端在桡侧腕屈肌的桡侧可摸到搏动,位置表浅,故其分支为掌浅支。掌浅弓一定有掌浅支参与,掌浅支只能是由桡A的分支,故掌浅弓是由桡A的掌浅支与尺A终支构成;掌深弓则相反。

4. 胸部的 A　胸部的 A 主干是胸主 A,其主要分支有壁支和脏支。

(1) 壁支

肋间后 A——9 对,行于第 3~11 肋间隙。

肋下 A——1 对,行于第 12 肋下缘。

(2) 脏支　支气管支、食管支、心包支。

5. 腹部的 A　腹部的 A 主干是腹主 A,其主要分支有壁支和脏支。

(1) 壁支　腰 A、膈下 A、骶正中 A。

(2) 脏支

1) **成对的脏支**　有肾上腺中 A、肾 A、睾丸 A(卵巢 A)3 对。

肾上腺中 A——约平 L_1 高度起自腹主 A,分布于肾上腺。

肾 A——约平 L_1 下缘起自腹主 A,分布于肾。

睾丸 A(卵巢 A)——肾 A 起始处稍下方起自腹主

A,分布于睾丸、附睾(卵巢、输卵管)。

2) **不成对的脏支** 有腹腔干、肠系膜上 A 和肠系膜下 A3 条(表 6-7、表 6-8、表 6-9)。

表 6-7 腹腔干的分支

各级分支				分　布
胃左A				分布于贲门、食管腹部、胃小弯左侧
肝总A	肝固有A	胃右A		与胃左A吻合
		左支		分别自肝门入肝左、右叶;右支还发出胆囊A
		右支	胆囊A	
	胃十二指肠A	胃网膜右A		分布于胃大弯右侧、大网膜
		胰十二指肠上A		行于十二指肠降部与胰头之间
脾A	脾支			经脾门入脾
	胃短A			分布于胃底
	胃网膜左A			与胃网膜右A吻合

表 6-8 肠系膜上 A 的分支

分　支		分　布	
胰十二指肠下A		与胰十二指肠上A吻合	
空、回肠A		有 13~18 支,行于肠系膜内	
回结肠A	阑尾A	行于盲肠附近分出数支	彼此吻合
右结肠A		分布于升结肠	
中结肠A		分布于横结肠	

表6-9 肠系膜下A的分支

分　　支	分　　布	
左结肠A	分布于降结肠	彼此吻合
乙状结肠A	分布于乙状结肠	
直肠上A	分布于直肠上2/3	

6. 盆部的A　盆部的A主干是髂内A。左、右髂总A在骶髂关节处分为髂内、外A。

(1) 髂内A　入盆腔后,分为壁支和脏支。

1) 脏支　直肠下A、子宫A(女性)、阴部内A。

2) 壁支　闭孔A、臀上A、臀下A。

(2) 髂外A　至腹股沟韧带深面移行为股A。该A在腹股沟韧带稍上方发出腹壁下A。

7. 下肢的A　下肢的A主干是股A。

(1) **股A**　在股三角内下行,经收肌管下降入腘窝,移行为腘A。股A的主要分支为股深A,分布于大腿诸肌。

(2) **腘A**　在腘窝下角处分为胫前、后A。腘A的分支分布于膝关节及附近诸肌。

(3) **胫前A**　向前穿小腿骨间膜上方至小腿前群肌之间下行,至踝关节前方移行为足背A。胫前A分布于小腿前群肌。足背A经𧿹长伸肌腱与趾长伸肌腱之间前行,分布于足背、足趾。

(4) **胫后A** 沿小腿后面浅、深层肌之间下行,经内踝后方入足底,分为足底内、外侧A。胫后A分布于小腿后群肌、外侧群肌。足底内、外侧A分布于足底结构。

全身主要动脉的体表投影、摸脉点和止血部位(表6-10、表6-11)

表6-10 全身主要动脉的体表投影

名　称	体　表　投　影
颈总A和颈外A	下颌头与乳突之中点至胸锁关节的连线,该连线又以甲状软骨为界,下方为颈总A,上方为颈外A
面A	咬肌下端前缘至目内眦的连线
锁骨下A	胸锁关节至锁骨中点引一凸向上的弓状线,弓的最高点距锁骨1.2 cm
腋A和肱A	上肢外展90°,手掌向上,锁骨中点至肱骨内、外上髁之中点稍下方引一连线,以背阔肌为界,上方为腋A,下方为肱A
桡A	肱骨内、外上髁之中点稍下方至桡骨茎突的连线
尺A	肱骨内上髁至豌豆骨桡侧缘的连线,该连线的下2/3为尺A下段的投影;自肱骨内、外上髁之中点稍下方向内下方引一线至上述连线的上、中1/3交点,为尺A上段的投影
股A	大腿外展外旋,腹股沟中点至股骨内侧髁上方连线的上2/3

(续表)

名　称	体　表　投　影
胫前A	胫骨粗隆与腓骨头之中点至足背内、外踝之中点的连线
足背A	足背内、外踝之中点至第1跖间隙近侧部的连线
胫后A	腘窝稍下方至内踝与跟骨结节之中点的连线

表6-11　全身主要动脉的触摸点或止血部位

名　称	触摸点或止血部位
颈总A	环状软骨的侧方
面A	咬肌前缘与下颌骨下缘交界处
颞浅A	外耳门前方,颧弓后端
锁骨下A	锁骨上窝中点
肱A	肱二头肌内侧沟
桡A	腕上方,桡侧腕屈肌腱桡侧
指掌侧固有A	手指根部两侧
股A	腹股沟韧带中点稍下方
腘A	腘窝中点
胫后A	内踝与跟骨结节之间
足背A	𝰀长伸肌腱外侧

(二) 体循环的静脉

体循环的V包括心V系、上腔V系和下腔V系

(联系右心房的三个入口)。

心V系——收纳心的V血,由冠状窦及其属支组成。

上腔V系——收纳头颈部、上肢、胸部(心除外)的V血,由上腔V及其属支组成。

下腔V系——收纳下肢、盆部、腹部的V血,由下腔V及其属支组成。

【记忆要点】 要掌握体循环的V,就必须抓住3个V系的主干及其属支。①冠状窦的3条属支:心大V、心中V和心小V。②上腔V的3条属支:左头臂V、右头臂V和奇V。③下腔V的属支:左髂总V、右髂总V、壁支和脏支。

1. 上腔V系

上腔V——由左、右头臂V在右侧第1胸肋结合处后方汇合而成的,注入右心房。

头臂V——由同侧的颈内V和锁骨下V在胸锁关节后方汇合而成的。汇合处的夹角称V角,是淋巴导管的注入处。

(1) 头颈部的V

1) **颈内V** 在颈V孔处接乙状窦,在颈A鞘内与颈内A、颈总A和迷走N伴行,与同侧的锁骨下V汇合形成头臂V,其属支有颅内、外属支。

① 颅内属支 收集脑膜、脑、视器及前庭蜗器等V血,最后经乙状窦注入颈内V。

② 颅外属支 主要有面V和下颌后V的前支,收集面部和颈部的V血。

由于面V经内眦V、眼V与颅内的海绵窦相通,加上缺乏V瓣,因此在鼻根和两侧口角之间的三角形区域发生感染后,如遇挤压,容易造成细菌进入颅内(海绵窦),引起颅内感染。故将该区域称**危险三角**。

面V:←内眦V→眼V→海绵窦。

前支 ⎱ 下颌后V ⎰ 颞浅V
后支 ⎰   ⎱ 上颌V←翼V丛

2) **颈外V** 由下颌后V的后支与耳后V、枕V汇合而成,注入锁骨下V。

3) **锁骨下V** 在第1肋外缘处接腋V,在胸锁关节后方与颈内V汇合成头臂V,收集颈浅部和上肢的V血。

(2) 上肢的V 分浅V和深V,最终汇入腋V。

1) 深V 与同名A伴行,臂以下每条A有两条V伴行,V之间有广泛的吻合,同时与浅V也有吻合。收集上肢浅、深V的全部V血。

2) 浅V(表6-12)

表6-12 上肢的浅V

名 称	起始部位	走 行	注入部位
头V	手背V网的桡侧	前臂前面的桡侧,肱二头肌外侧沟,胸大肌与三角肌间沟	腋V或锁骨下V
贵要V	手背V网的尺侧	前臂前面的尺侧,肱二头肌内侧沟	肱V或腋V
肘正中V	位于肘窝	头V与贵要V之间	

(3) 胸部的V 主要有胸廓内V和奇V。

1) 胸廓内V 由腹壁上V向上延续而成,注入头臂V。

2) 奇V 起自右腰升V,收集食管V、支气管V、右肋间后V、半奇V的V血,注入上腔V。

半奇V——起自左腰升V,收集左下肋间后V、副半奇V的V血,注入奇V。

副半奇V——收集左上肋间后V的V血,注入半奇V。

2. 下腔V系

下腔V:是人体最大的V,在L_5水平由左、右髂总V汇合而成,向上穿膈腔静脉孔入胸腔,注入右心房。

髂总V:由髂内、外V在骶髂关节前方汇合而成。

(1) 下肢的 V 分浅 V 和深 V,最终汇入股 V。

1) 深 V 与同名 A 伴行,膝以下每条 A 有两条 V 伴行,深 V 之间有广泛的吻合,同时与浅 V 也有吻合。收集下肢浅、深 V 的全部 V 血。

2) 浅 V(表 6-13)。

表 6-13 下肢的浅静脉

名 称	起始部位	走 行	注入部位
大隐 V	足背 V 弓的内侧端	经内踝前方,沿小腿内侧上行,经股骨内侧髁后方,沿大腿内侧上行,在耻骨结节外下方 3～4 cm 穿深筋膜	股 V
小隐 V	足背 V 弓的外侧端	经外踝后方,沿小腿后面中线上行,在腘窝中点穿深筋膜	腘 V

(2) 盆部的 V

1) 髂内 V 由盆部的 V 汇合而成,其属支有壁支和脏支。壁支和脏支与同名 A 伴行,均收集同名 A 分布区的 V 血。

2) 髂外 V 起自股 V,在骶髂关节前方与髂内 V 汇合成髂总 V。

(3) 腹部的 V 腹部的 V 主干是下腔 V,其属支有壁支和脏支。

1) 壁支 有 4 对腰 V 和 1 对膈下 V。

2) 脏支

成对的 $\begin{cases} 睾丸\ V(卵巢\ V) \\ 肾\ V \\ 肾上腺\ V \end{cases}$

不成对的：肝门 V

3) **腹前壁的浅 V**　包括胸腹壁 V 和腹壁浅 V，分别起自脐以上和脐以下浅 V，分别注入腋 V 和大隐 V。

4) **腹前壁的深 V**　包括腹壁上 V 和腹壁下 V，分别与同名 A 伴行，分别注入胸廓内 V 和髂外 V。

【难点疑点】　左睾丸 V、左肾上腺 V 均不直接注入下腔 V，而是注入左肾 V。不成对脏器的 V 汇合成肝门 V，不直接注入下腔 V，而是经肝门入肝，最后由肝 V(2～3 条)注入下腔 V。

(4) **肝门 V 系**　由肝门 V 及其属支组成。

1) **肝门 V**　为一短干，由肠系膜上 V 和脾 V 汇合而成，收集胃、小肠、大肠、胆囊、胰和脾的 V 血。

2) **肝门 V 的主要属支**　肠系膜上 V、脾 V、肠系膜下 V、胃左 V、胃右 V、附脐 V。

3) 肝门 V 的侧支循环　当肝门 V 回流受阻(如肝硬化)，肝门 V 的血液借肝门 V 与腔 V 之间的吻合支流入上、下腔 V，再返回右心房。其侧支循环主要有

3条。

食管V丛： 肝门V→胃左V→食管V丛→食管V→奇V→上腔V

直肠V丛： 肝门V→脾V→肠系膜下V→直肠上V→直肠V丛→直肠下V和肛V→髂内V→髂总V→下腔V

脐周V网： 肝门V→附脐V→脐周V网→可通过向上、向下两途径回流：

向上 { 胸腹壁V→腋V→锁骨下V→头臂V→上腔V
　　　 腹壁上V→胸廓内V ─────────↑

向下 { 腹壁浅V→大隐V→股V→髂外V→ 髂总V
　　　 腹壁下V ──────────────↓
　　　　　　　　　　　　　　　　下腔V

【难点疑点】 在正常情况下，肝门V系与上、下腔V系之间的吻合支细小，血流量少。肝硬化、肝肿瘤、肝门处淋巴结肿大或胰头肿瘤等可压迫肝门V，导致肝门V回流受阻，此时通过上述吻合形成侧支循环，造成细小V曲张，甚至破裂。如食管V网曲张、破裂，引起呕血；直肠V丛曲张、破裂，引起便血；脐周V网和腹后壁等V曲张，则引起腹前壁V曲张和腹水等症状。

第三节 淋巴系统

一、淋巴管道

（一）毛细淋巴管

1. 起源　毛细淋巴管为淋巴管道的起始部，以膨大的盲端起自组织间隙。

2. 分布　广泛。

3. 结构　为单层内皮细胞，通透性大于毛细血管，大分子物质易透过，如蛋白质、细菌、异物、癌细胞、脂肪酸。

【难点疑点】　无毛细血管的器官主要有上皮、角膜、晶状体、玻璃体、指甲、毛发、牙釉质、软骨等。无毛细淋巴管的器官除有上述器官外，还有脑、脊髓、骨髓。

（二）淋巴管

形成：由毛细淋巴管汇合而成。

特点：管壁内有丰富的瓣膜；分浅、深淋巴管，它们之间有广泛的吻合支。

（三）淋巴干

由浅、深淋巴管汇合成9条淋巴干：

左、右颈干——收集头颈部淋巴。

左、右锁骨下干——收集上肢淋巴。

左、右支气管纵隔干——收集胸部淋巴。

左、右腰干——收集下肢、盆部及腹部成对脏器淋巴。

肠干——收集腹部不成对脏器淋巴。

(四) 淋巴导管

1. 胸导管

行程：长 30~40 cm,胸导管下端起于乳糜池(位于 L_1 前面,由左、右腰干和肠干汇合而成)→穿膈的主 A 裂孔入胸腔,脊柱右前方上行→T_5 转向左→出胸廓上口至颈根部→呈弓形弯曲注入左 V 角。在注入 V 角之前,接纳左支气管纵隔干、左颈干和左锁骨下干。

收集范围：收集下半身和左侧上半身的淋巴,即全身的 3/4 淋巴。

2. 右淋巴导管

行程：长 1.5 cm,由右颈干、右锁骨下干和右支气管纵隔干汇合而成,注入右 V 角。

收集范围：右侧上半身的淋巴,即全身的 1/4 淋巴。

二、淋巴结

形态：呈圆形或椭圆形。一侧凹陷称门，输出淋巴管自门穿出；另一侧隆凸，输入淋巴管自凸侧进入。

特点：多聚集成群，隐闭，分浅、深淋巴结。

功能：过滤淋巴，阻截、清除淋巴中有害物质，参与免疫反应。

三、全身各部的主要淋巴结

（一）头颈部的淋巴结（表6-14）

表6-14 头颈部的淋巴结

名称	下颌下淋巴结	颈外侧浅淋巴结	颈外侧深淋巴结
位置	下颌下腺附近	沿颈外V排列	沿颈内V排列成链
收集	面部、口腔的淋巴	耳后、枕部、颈外侧浅部淋巴	头颈部诸淋巴结的输出淋巴管
注入	颈外侧深淋巴结	颈外侧深淋巴结	汇成左、右颈干
病变	面部、口腔感染会肿大	淋巴结核	鼻咽癌、舌癌、胃癌、食管癌转移

（二）上肢的淋巴结

腋淋巴结

位置：位于腋窝，15~20个。

分群：外侧淋巴结、胸肌淋巴结、肩胛下淋巴结、中央淋巴结和尖淋巴结。

收集：胸前外侧壁，肩背部，上肢浅、深淋巴管。

注入：锁骨下干。

（三）胸部的淋巴结

支气管肺淋巴结（肺门淋巴结）→气管支气管淋巴管→气管旁淋巴结→支气管纵隔干

（四）下肢的淋巴结

1. 腹股沟浅淋巴结

位置：位于腹股沟皮下，大隐 V 根部。

收集：腹前外壁下部、外生殖器、下肢浅淋巴结。

注入：腹股沟深淋巴结。

2. 腹股沟深淋巴结

位置：位于股 V 根部。

收集：腹股沟浅淋巴结、下肢深淋巴管。

注入：髂外淋巴结。

（五）盆部的淋巴结

1. 髂外淋巴结　沿髂外血管排列，注入髂总淋巴结。

2. 髂内淋巴结　沿髂内血管排列，注入髂总淋巴结。

3. 髂总淋巴结　沿髂总血管排列，注入腰淋巴结。

(六)腹部的淋巴结

1. 腰淋巴结　位于腹主A及下腔V周围,收集髂总淋巴结和腹部成对脏器的淋巴管,输出管汇合成左、右腰干。

2. 腹腔淋巴结　位于腹腔干周围。

3. 肠系膜上淋巴结　位于肠系膜上A根部周围。

4. 肠系膜下淋巴结　位于肠系膜下A根部周围。

腹腔淋巴结、肠系膜上淋巴结和肠系膜下淋巴结的输出淋巴管汇合成肠干。

四、脾

1. **位置**　位于左季肋区,平对第9~11肋,长轴与第10肋一致。

2. **形态**　略呈椭圆形,有两面、两端和两缘。

两面——膈面、脏面(脾门)。

两端——前端、后端。

两缘——上缘、下缘(上缘有脾切迹)。

3. **功能**　造血、储血、滤血、清除衰老红细胞,参与机体免疫反应。

循环系统小结

1. 管壁为三层的器官　心壁、子宫壁和膀胱三角均为三层,即外膜、肌层和内膜,缺乏黏膜下层。

2. **全身各部的动脉主干** 头颈部的 A 主干——颈总 A,上肢的 A 主干——锁骨下 A,胸部的 A 主干——胸主 A,腹主的 A 主干——腹主 A,下肢的 A 主干——髂外 A,盆部的 A 主干——髂内 A。

3. **动脉彼此的分界线**

升主 A:主 A 口→胸骨角

主 A 弓:胸骨角→T_4 下缘

胸主 A:T_4→膈的主 A 裂孔

腹主 A:膈的主 A 裂孔→L_4

髂总 A:L_4→骶髂关节处

髂外 A:骶髂关节→腹股沟韧带中点

股 A:腹股沟韧带中点→腘窝

颈总 A:左侧起主 A 弓,右侧起头臂干→甲状软骨上缘

锁骨下 A:左侧起自主 A 弓,右侧起自头臂干→第 1 肋外缘

腋 A:第 1 肋外缘→背阔肌下缘

肱 A:背阔肌下缘→肘窝

4. **输液、采血和注射药物的常用浅 V** 颈外 V、头 V、贵要 V、肘正中 V、大隐 V 和小隐 V。

5. **某些实质性器官的形态比较**(表 6-15)

表6-15 实质性器官的形态比较

器官	形态
肋	前、后两端,内、外两面和上、下两缘(第1肋除外)
肾	上、下两端,内、外侧两缘和前、后两面
脾	前、后两端,上、下两缘,膈、脏两面
睾丸	上、下两端,前、后两缘和内、外侧两面
卵巢	同上

【记忆要点】 上述肋、肾、脾、睾丸、卵巢的形态均有两端、两缘和两面的特点。上述器官形态的区别,重点在于"面"的方位,掌握了"面"的方位,其他方位"端"与"缘"只要推想一下就明白。具体记忆方法为:肋是扁骨,故为内、外两面;肾在脊柱两侧,贴腹后壁,故为前、后两面;脾长轴与第10肋一致,贴胃底及膈,故为脏、膈两面;睾丸位于阴囊内,贴阴囊纵隔,故为内、外侧两面;卵巢位于盆腔内,贴盆侧壁,故亦为内、外侧两面。

6. 体循环的 A 流注表(表6-16)

7. 上腔 V 系的流注表(表6-17)

8. 下腔 V 系的流注表(表6-18)

9. 全身淋巴流注简表如下(表6-19)

表 6-16 体循环的 A 流注表

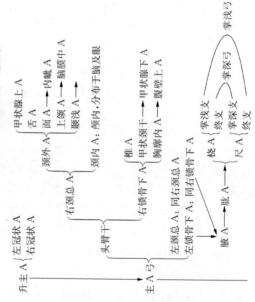

(续表)

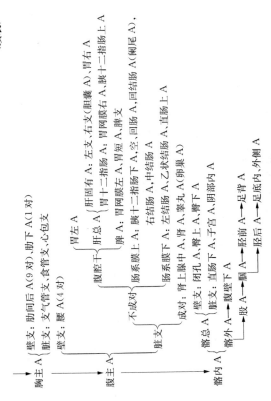

胸主A { 壁支：肋间后A(9对),肋下A(1对)
脏支：支气管支,食管支,心包支

腹主A { 壁支：腰A(4对)
脏支 { 成对：肾上腺中A,肾A,睾丸A(卵巢A)
      不成对：腹腔干 { 胃左A
                      肝总A { 肝固有A：左支,右支(胆囊A),胃右A
                              胃十二指肠A：胃网膜右A,胰十二指肠上A
                      脾A：胃网膜左A,胃短A,脾支
              肠系膜上A：胰十二指肠下A,空、回肠A(阑尾A),
                        右结肠A,中结肠A
              肠系膜下A：左结肠A,乙状结肠A,直肠上A

髂总A { 髂内A { 壁支：闭孔A,臀上、臀下A
                脏支：直肠下A,子宫A,阴部内A
        髂外A → 股A → 腘A → 胫前A → 足背A
                              胫后A → 足底内、外侧A

表 6-17　上腔 V 系的流注表

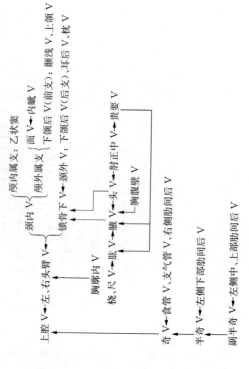

表 6-18 下腔 V 系的流注表

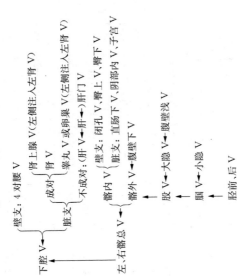

第六章 循环系统 | 171 |

表6-19 全身淋巴流注简表

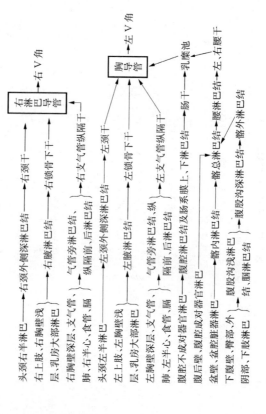

头颈右半淋巴 → 右颈外侧深淋巴结 → 右颈干 →
右上肢,右胸壁浅层,乳房大部淋巴 → 右腋淋巴结 → 右锁骨下干 →
右胸壁深层,支气管、肺、右半心,食管、膈 } → 气管旁淋巴结、纵隔前、后淋巴干 → 右支气管纵隔干 → 右淋巴导管 → 右V角

头颈左半淋巴 → 左颈外侧深淋巴结 → 左颈干 →
左上肢,左胸壁浅层,乳房大部淋巴 → 左腋淋巴结 → 左锁骨干 →
左胸壁深层,支气管、肺、左半心,食管、膈 } → 气管旁淋巴结、纵隔前、后淋巴干 → 左支气管纵隔干 →
腹腔不成对器官淋巴 → 腹腔淋巴结及肠系膜上、下淋巴结 → 肠干 →
腹后壁,腹腔成对器官淋巴
盆壁、盆腔脏器淋巴 → 髂内淋巴结
下腹壁、臀部、外阴部、下肢淋巴 } → 腹股沟浅淋巴结、腹股沟深淋巴结 → 髂外淋巴结 → 髂总淋巴结 → 腰淋巴结 → 左、右腰干 → 乳糜池 → 胸导管 → 左V角

第七章 内分泌系统

第一节 概述

一、内分泌系统的组成

内分泌系统是指内分泌腺而言。与外分泌腺的区别是：内分泌腺无排泄管，其分泌物称激素，直接进入血液或淋巴。

1. **内分泌器官** 独立存在，肉眼可见，如甲状腺、甲状旁腺、胸腺、肾上腺、垂体、松果体。
2. 内分泌组织 分散在其他器官内，需显微镜下观察，如胰腺内的胰岛、睾丸内的间质细胞、卵巢内的卵泡和黄体等。

二、内分泌系统的主要功能

对新陈代谢、生长、发育和维持机体内环境的稳定起重要的体液调节作用。

> 【难点疑点】 容易混淆之处:易将胰、睾丸、卵巢等外分泌器官误认为是内分泌器官,它们所分泌的胰岛素、性激素等只是各器官内的部分内分泌组织的功能。

> 【记忆要点】 内分泌器官有甲状腺、甲状旁腺、胸腺、肾上腺、垂体、松果体,其中胸腺和松果体成年后退化,所以成年人的内分泌器官主要是甲状腺、甲状旁腺、肾上腺、垂体。另外,可以按内分泌器官所在的部位来记忆内分泌器官的名称,如:头部有垂体、松果体,颈部有甲状腺、甲状旁腺,胸部有胸腺,腹部有肾上腺,这样就不会遗漏。

第二节 内分泌器官

一、甲状腺

形态: 呈"H"形,分左、右叶,中间为甲状腺峡。有时自峡部向上伸出一锥状叶。

位置: 颈前区,其中左、右叶贴于喉下部和气管上部的两侧,上达甲状软骨中部,下至第 6 气管软骨,甲状腺峡位于第2~4气管软骨的前方。

功能：分泌甲状腺素，促进新陈代谢，维持生长、发育。功能低下——引起新生儿呆小症，成年人黏液性水肿、性功能低下；功能亢进——会出现甲状腺肿大、突眼、失眠、急躁、手颤等症状；缺碘时——会引起地方性甲状腺肿大。

二、甲状旁腺

形态：扁椭圆形，如绿豆大小。

位置：上、下两对，甲状腺侧叶后面。

功能：分泌甲状旁腺素，调节钙代谢，维持血钙水平。功能低下——血钙下降，出现手足抽搐；功能亢进——骨质过度脱钙，易骨折。

三、肾上腺

形态：左肾上腺近似半月形，右肾上腺呈三角形。分皮质和髓质两部分。

位置：左、右肾的上端。

功能：

皮质 ⎰ 盐皮质激素：水盐代谢
　　 ⎨ 糖皮质激素：糖代谢
　　 ⎩ 性激素：副性征

髓质 $\begin{cases} 肾上腺素：心跳加快 \\ 去甲肾上腺素：血压升高 \end{cases}$

【记忆要点】 左肾上腺近似半月形,右肾上腺呈三角形。前面章节所述的左肺分两叶,右肺分三叶;左房室口为二尖瓣,右房室口为三尖瓣。上述结构的左侧均与"二"有关,即半月形(可理解为1/2)、两叶、二尖瓣;右侧均与"三"有关,即三角形、三叶、三尖瓣。如此记忆,左右结构就不会混淆。

四、垂体

形态：不成对,呈椭圆形。
位置：颅中窝的垂体窝内,借漏斗连于下丘脑。
分部：

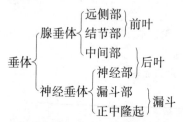

功能：腺垂体分泌多种激素,如生长激素、促甲状腺激素、促肾上腺皮质激素、促性腺激素、催乳素、黑色

细胞刺激素等,故腺垂体有内分泌之首称号。若生长激素分泌减少——未成年前,造成侏儒症;若生长激素分泌增多——未成年前引起巨人症,成年人为肢端肥大症。神经垂体**贮存和释放**来自下丘脑的抗利尿素(加压素)和催产素。

五、松果体

形态:椭圆形小体,儿童较发达,7岁后逐渐萎缩。
位置:背侧丘脑的后上方。
功能:分泌的激素有抑制性成熟作用,防止儿童性早熟。

六、胸腺

形态:锥体形,分为大、小不等的左、右叶。儿童较发达,成年后逐渐退化。
位置:上纵隔内。
功能:形成初始的T淋巴细胞,参与免疫反应。若分泌增多,出现重症肌无力。

第八章 感觉器

第一节 概述

一、感觉器的组成

感觉器:由感受器及其副器构成。

感受器:机体接受内、外环境各种刺激的结构。

结构简单的感受器——颈 A 窦(压力)、颈 A 小球(化学)、游离 N 末梢(痛、温、触)。

结构复杂的感受器(感觉器)——视器、前庭蜗器。

二、感受器的分类

1. 外感受器 分布在皮肤、视器、蜗器、味蕾、嗅黏膜等处(眼、耳、鼻、舌、身),接受外界环境刺激,如痛、温、触、压、声、光、味、嗅等刺激。

2. 内感受器 分布在内脏、血管等处,接受内环境刺激,如压力、化学、温度、渗透压的变化等刺激。

3. 本体感受器　分布在肌、肌腱、关节、前庭器,感受运动和平衡时产生的刺激。

三、感觉器的主要功能

接受刺激,将其转化为神经冲动,通过感觉传导通路,传至大脑,产生感觉。

第二节　视器

一、眼球

眼球近似球形,为视器的主要部分。

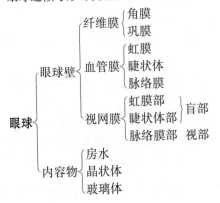

（一）眼球壁

1. 纤维膜(外膜)

（1）角膜　前 1/6，有屈光作用。无血管，无色透明，N 末梢丰富，角膜可移植。

（2）巩膜　后 5/6，白色，不透明。

巩膜 V 窦：巩膜与角膜相接处深面的环行间隙，称巩膜 V 窦，是房水循环的通道。

2. 血管膜(中膜)

（1）虹膜　圆盘状，中有瞳孔。内有瞳孔括约肌，受副交感 N 支配；瞳孔开大肌，受交感 N 支配。

（2）睫状体　由环形增厚的睫状肌构成，受副交感 N 支配。发出睫状小带与晶状体相连，睫状肌可调节晶状体曲度。

（3）脉络膜　后 2/3，有营养、吸收眼内分散光线作用。

【记忆要点】　瞳孔括约肌和瞳孔开大肌的神经支配可用"交大附小"来记忆。交大附（附与副谐音）小是"交通大学附属小学"的简称，"交大"是表示交感 N 支配瞳孔开大肌、使瞳孔开大，"附小"是表示副交感 N 支配瞳孔括约肌、使瞳孔缩小。

3. 视网膜(内膜)　可分为虹膜部、睫状体部和视部,前两者为视网膜盲部,无感光作用,视部有感光作用。

视 N 盘(视 N 乳头):视网膜后部(即眼底)有一圆形白色隆起,称视 N 盘,是视网膜 N 节细胞轴突汇集而成,内有视网膜中央血管通过,该处无感光作用,故又为生理盲点。

黄斑:视 N 盘外侧约 3.5 mm 处,有一黄色小区,称黄斑,黄斑的中央凹陷处,称**中央凹**,是感光最敏锐的地方。

视网膜视部的组织结构:分内、外两层。

外层:色素上皮层

内层 { 感光细胞:视锥、视杆细胞 / 双极细胞 / N 节细胞

(二)眼球内容物

眼球内容物包括房水、晶状体和玻璃体,与角膜一样,均无血管,透明,均有屈光作用,共同构成**屈光系统**(屈光装置)。

1. **房水** 无色液体,由睫状体产生,充满于眼房内。

眼房:眼球内角膜和晶状体之间的空隙,虹膜之前为前房,之后为后房。

虹膜角膜角：在眼前房的周缘，虹膜与角膜交界处，又称前房角。

房水循环：睫状体分泌房水→后房→瞳孔→前房→虹膜角膜角→巩膜V窦→眼V。若回流受阻，房水过多，眼内压升高，造成青光眼。

作用：营养角膜、晶状体，维持眼内压。

2. **晶状体**　虹膜和玻璃体之间。呈双凸透镜状，无色，有弹性。

【难点疑点】　当视近物时，睫状肌收缩，睫状小带松弛，晶状体借自身的弹性变厚，屈光能力增强，使物像清晰地落在视网膜上。视远物时，则与此相反。

3. **玻璃体**　无色透明的胶状体，位于晶状体与视网膜之间，有屈光和支撑视网膜作用。

二、眼副器

（一）眼睑

分上、下睑，睑裂，内眦、外眦，睫毛、睫毛腺。

自外向内：由皮肤、皮下组织、肌层（眼轮匝肌、上睑提肌）、睑板和（睑）结膜构成。

（二）结膜

睑结膜——上、下眼睑内面。

球结膜——覆盖在巩膜的前部。

结膜穹隆——介于睑结膜与球结膜之间。

(三)泪器

泪腺:眼眶外上方,分泌泪液。

泪道 ⎰ 泪点
　　　 ⎨ 泪小管
　　　 ⎪ 泪囊
　　　 ⎩ 鼻泪管:开口于下鼻道

【难点疑点】 泪液的排出途径:泪腺分泌泪液→泪点→泪小管→泪囊→鼻泪管→下鼻道。

(四)眼球外肌

包括运动眼睑的肌和运动眼球的肌,前者为上睑提肌,后者有4条直肌和2条斜肌,他们起于视N管周围的总腱环,止于巩膜上、下、内侧和外侧(表8-1)。

表8-1 眼球外肌的作用和神经支配

名称	作用	神经支配
上睑提肌	上提上睑	动眼N
上直肌	瞳孔转向上内方	动眼N
下直肌	瞳孔转向下内方	动眼N
内直肌	瞳孔转向内侧	动眼N
外直肌	瞳孔转向外侧	展N

第八章 感觉器

(续表)

名　称	作　用	神经支配
上斜肌	瞳孔转向下外方	滑车 N
下斜肌	瞳孔转向上外方	动眼 N

【记忆要点】 上直肌、下直肌、上斜肌和下斜肌的作用特别难记,而且容易混淆,对此可用"上直上内,下直下内;上斜下外,下斜上外"来记忆。

三、眼的血管

1. 眼 A　发自颈内 A,经视 N 管入眶,其重要分支为视网膜中央 A。

2. 眼 V　有眼上、下 V,向前经内眦 V 与面 V 吻合,向后经眶上裂入颅内注入海绵窦。

【难点疑点】 常见眼科疾病的解剖学基础:翳——化脓性角膜炎愈后形成的瘢痕,严重影响视力,甚至失明。白内障——晶状体混浊而影响到视力。青光眼——房水循环障碍,房水过多,眼内压升高,压迫视网膜而影响视力。老花眼——由于晶状体老化,弹性减弱,睫状肌萎缩,造成视近物时的调节能力减低。麦粒肿——睫毛腺的急性炎症。霰粒肿——睑板腺导管阻塞引起的囊肿。沙眼——沙眼衣原体感染结膜所致。流泪症——泪道阻塞所致。

第三节 前庭蜗器

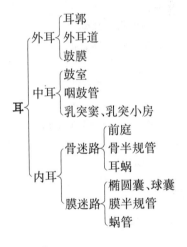

一、外耳

(一) 耳郭

(二) 外耳道

形态:自外耳门至鼓膜之间的弯曲管道,长 2.5 cm。

分部 $\begin{cases} 软骨部：外侧1/3 \\ 骨性部：内侧2/3 \end{cases}$

（三）鼓膜

位置： 外耳道底与鼓室之间，呈向前外倾斜位。

形态： 为椭圆形半透明的薄膜，形似漏斗，中央有鼓膜脐，前下方有光锥。

分部 $\begin{cases} 松弛部：上1/4，薄而松弛 \\ 紧张部：下3/4，坚实而紧张 \end{cases}$

二、中耳

（一）鼓室

位置：为颞骨岩部内含气的不规则小腔，位于鼓膜与内耳外侧壁之间。

交通 $\begin{cases} 借鼓膜与外耳道分隔 \\ 通过前庭窗、蜗窗与内耳相连 \\ 经咽鼓管通鼻咽部 \\ 经乳突窦与乳突小房相通 \end{cases}$

1. 鼓室的壁

上壁——为盖壁。

下壁——为颈V壁。

前壁——为颈A壁。

后壁——为乳突壁。

外侧壁——为鼓膜壁。

内侧壁——为迷路壁,上有岬、前庭窗(有镫骨底封闭)、蜗窗(有第二鼓膜封闭)、面 N 管凸(内有面 N 通过)。

2. **鼓室的内容物** 由外侧向内侧为锤骨、砧骨、镫骨三块听小骨,三骨连成链,锤骨柄附于鼓膜脐上,镫骨底封闭前庭窗。

> 【记忆要点】 听小骨有三块,锤骨形似铁锤,砧骨形态似铁砧,镫骨形似马镫,故可理解为"铁匠师父用铁锤在铁砧上铸打马镫",这样三块听小骨的名称、形态和排列次序就容易掌握了。

(二)咽鼓管

位置:鼓室与鼻咽部之间的管道。保持鼓室内与外界的大气压相等。

分部 { 骨部:外侧 1/3,开口鼓室
软骨部:内侧 2/3,开口鼻咽部

两口 { 咽鼓管鼓室口:鼓室前壁
咽鼓管咽口:鼻咽部侧壁

(三)乳突窦和乳突小房

乳突窦——鼓室和乳突之间的空腔,向前与鼓室相通,向后与乳突小房相连。

乳突小房——颞骨乳突内的许多含气小腔。中耳炎可蔓延到乳突小房,引起乳突炎。

三、内耳

位置:位于鼓室与内耳道底之间,颞骨岩部骨质内。

迷路:内耳由构造复杂的管腔组成,分为骨迷路和膜迷路两部分。

骨迷路——颞骨岩部内的骨性隧道。

膜迷路——套在骨迷路内的膜性囊管。

【难点疑点】 膜迷路与骨迷路之间有外淋巴,膜迷路内有内淋巴,内、外淋巴不相通。前庭阶和鼓阶内有外淋巴,在耳蜗的蜗顶处借蜗孔相通。

(一)骨迷路

1. 前庭 位于骨迷路中部,似椭圆形的腔隙。

后上方——有5个小孔通3个骨半规管。

前下方——有一大孔通耳蜗

外侧壁——即迷路壁,有前庭窗和蜗窗。

内侧壁——即内耳道底,有前庭蜗N通过。

2. 骨半规管 位于前庭的后上方,由3个呈"C"形互相垂直的前骨半规管、后骨半规管、外骨半规管组成。

3. **耳蜗**　前庭的前下方,形似蜗牛壳,由蜗螺旋管环绕蜗轴卷两圈半构成。

【**难点疑点**】　骨螺旋板自蜗轴突入蜗螺旋管内,其缺损由膜迷路填补,故耳蜗内有三条管道,即上方的前庭阶,中间的蜗管,下方的鼓阶。

(二)膜迷路

1. 椭圆囊和球囊　位于前庭内,椭圆囊在后上方,球囊在前下方。

椭圆囊 { 后壁:有5个膜半规管的开口
前壁:椭圆球囊管接球囊
底部:有**椭圆囊斑**

球囊 { 下端:连合管连蜗管
前上壁:有**球囊斑**

2. 膜半规管　在骨半规管内,其形态与骨半规管相类似,有前膜半规管、后膜半规管和外膜半规管,每个膜壶腹壁上有**壶腹嵴**。

3. 蜗管　在耳蜗内,一端为盲端,一端以连合管与球囊相通。横切面呈三角形。

上壁——蜗管前庭壁(前庭膜)。

外侧壁——与蜗螺旋管的骨膜相结合。

下壁——骨螺旋板和蜗管鼓壁(螺旋膜、基底膜),

螺旋膜上有**螺旋器**(Corti 器)。

> 【难点疑点】 椭圆囊斑、球囊斑和三个壶腹嵴是位置觉感受器,合称前庭器。椭圆囊斑、球囊斑能感受直线加速或减速运动的刺激,壶腹嵴能感受旋转变速运动的刺激。螺旋器位于基底膜上,为听觉感受器。

声音的空气传导途径: 声波→外耳道→鼓膜→锤骨→砧骨→镫骨→前庭窗→前庭阶的外淋巴→前庭膜→蜗管的内淋巴→螺旋器→蜗 N→大脑皮质听觉中枢。

第九章 神经系统

第一节 概述

一、神经系统的组成和主要功能

1. 组成 由脑、脊髓以及与其相连的脑神经和脊神经组成。
2. 主要功能 ① 调控其他各系统的功能活动。② 维持机体与外界环境的平衡。③ 人类不仅能被动地适应自然界,还能主动地认识世界和改造世界,人脑具有高级语言思维能力,超脱了一般动物的范畴,这是人类神经系统最主要的特点。

二、神经系统的区分

1. 按位置和功能分

中枢 N 系统 $\begin{cases} 脑:位于颅腔 \\ 脊髓:位于椎管 \end{cases}$

周围 N 系统 $\begin{cases} 脑 N：12 对，连脑 \\ 脊 N：31 对，连脊髓 \end{cases}$

2. 按分布的对象分

躯体 N 系统 $\begin{cases} 中枢部：脑和脊髓 \\ 周围部：躯体 N \end{cases}$

自主 N 系统 $\begin{cases} 中枢部：脑和脊髓 \\ 周围部：内脏 N \end{cases}$

【难点疑点】 关于神经系统的区分：① 自主 N 系统，又称内脏 N 系统或植物 N 系统；内脏 N，又称自主 N。② 躯体 N 可分为躯体感觉和躯体运动 N，主要分布于皮肤和运动系统，管理皮肤的感觉和运动器的感觉及运动。③ 内脏 N 可分为内脏感觉和内脏运动 N，主要分布于内脏、心血管和腺体，管理它们的感觉和运动。④ 内脏运动 N 根据其功能可分为交感和副交感 N。

三、神经组织

N 组织 $\begin{cases} N 细胞 \\ N 胶质 \end{cases}$

（一）N 元

N 元即 N 细胞，是 N 系统结构和功能的基本单位，具有感受刺激和传导 N 冲动的功能。

1. N 元的构造

（1）胞体　大小不一，由细胞膜、细胞质和细胞核组成。细胞质内除有细胞器外，还有尼氏体和 N 原纤维等。

（2）突起

树突——树枝状，一条或多条，较短，分支多，接受刺激，并传入胞体。

轴突——一条，长短不一（数微米或 1 m 以上），传出冲动。

2. N 元的分类

（1）按数目分

假单极 N 元——位于脊 N 节、脑 N 节。

双极 N 元——位于视网膜、嗅部、前庭蜗器 N 节。

多极 N 元——位于脑、脊髓及内脏 N 内。

（2）按功能分

感觉 N 元（传入 N 元）——假单极 N 元、双极 N 元属于此类型。

运动 N 元（传出 N 元）——属多极 N 元。

联络 N 元（中间 N 元）——感觉与运动 N 元之间，属多极 N 元。

3. N 纤维　由 N 元的长突起以及包裹在其外面的

髓鞘和神经膜构成。

有髓纤维——具有髓鞘和神经膜的 N 纤维。

无髓纤维——仅有神经膜包裹的 N 纤维。

4. **突触** 一个 N 元与另一个 N 元之间特殊的接触点,称突触。

(二) N 胶质

N 胶质又称 N 胶质细胞,无传递冲动的功能,对 N 元起支持、营养、保护和修复作用。N 胶质亦有突起,但不分轴突和树突,胞浆内无尼氏体和 N 原纤维,如星形胶质细胞、施万细胞和少突胶质细胞。

四、神经系统的活动方式

反射的形态基础——反射弧。

反射弧组成: 感受器→传入 N→反射中枢→传出 N→效应器。

五、神经系统的常用术语

1. 灰质和白质

灰质: 在中枢 N 系统内,N 元胞体和树突聚集的地方,色灰暗。

白质: 在中枢 N 系统内,N 元轴突聚集的地方,色亮白。

【难点疑点】 在大脑、小脑表层的灰质,分别称大脑皮质和小脑皮质。在大脑、小脑内部的白质,分别称大脑髓质和小脑髓质。

2. N核和N节

N核:在中枢N系统内,形态和功能相同的N元胞体聚集而成的灰质团块,如面N核、尾状核。

N节:在周围N系统中,N元胞体聚集的地方,外形略膨大,如脊N节、脑N节。

3. 纤维束和N

纤维束(传导束):在中枢N系统内,起止、行程和功能相同的N纤维集聚成束。

神经:在周围N系统中,N纤维集合成大小、粗细不等的集束,由不同数目的集束再合成一条N。

第二节 脊髓和脊N

一、脊髓

(一)脊髓的位置和外形

1. 位置 椎管内,**比椎管短。**

两端 { 上端:在平枕骨大孔处与延髓相连
下端:成年人一般在 L_1 下缘

脊髓圆锥——脊髓下端变细,呈圆锥状。

终丝——脊髓圆锥末端向下延伸为一根细丝(内无 N 组织),止于尾骨背面。

2. **外形** 呈前后稍扁的圆柱形,全长粗细不等。

两膨大 $\begin{cases} 颈膨大:C_4 \sim T_1 \\ 腰骶膨大:L_2 \sim S_3 \end{cases}$

六条纵沟 $\begin{cases} 前正中裂:深 \\ 后正中沟:浅 \\ 前外侧沟:脊 N 前根的根丝附着 \\ 后外侧沟:脊 N 后根的根丝附着 \end{cases}$

脊髓节段:每一对脊 N 前、后根相连的一段脊髓称 1 个脊髓节段,共有 31 个节段。

马尾:腰、骶、尾 N 根在未出相应的椎间孔之前,在椎管内垂直下行,围绕终丝集聚成束,形似马尾。

【记忆要点】 脊髓的外形可用"颈腰二膨大,终止腰一下;表面六纵沟,锥丝马尾巴"来记忆。"颈腰二膨大"是指脊髓有颈膨大和腰骶膨大,"终止腰一下"是指脊髓下端在 L_1 下缘;"表面六纵沟"是指脊髓表面有前正中裂、后正中沟、前外侧沟和后外侧沟,"锥丝马尾巴"是指脊髓圆锥、终丝、马尾。

3. 脊髓节段与椎骨的对应关系(表9-1)

表9-1 脊髓节段与椎骨的对应关系

脊髓节段	同序数的椎体
$C_{1\sim4}$	$C_{1\sim4}$
$C_{5\sim8}$、$T_{1\sim4}$	上1个椎体
$T_{5\sim8}$	上2个椎体
$T_{9\sim12}$	上3个椎体
$L_{1\sim5}$	$T_{10\sim12}$
$S_{1\sim5}$、C_0	L_1

(二)脊髓的内部结构

1. 灰质 横切面上呈"H"形。

灰质连合——中间部,其中央有中央管。

前角——前部扩大。

后角——后部狭细。

中间带——前、后角之间。

侧角——$T_1\sim L_3$的中间带向外侧突出的部分。

前柱、后柱和侧柱——前角、后角和侧角上下纵贯成柱。

(1) **前角**

内容:躯体运动N元(前角细胞)。

纤维:发出躯体运动N纤维(前根)。

功能：支配躯干、四肢的骨骼肌运动。

(2) **中间带**

1) $T_1 \sim L_3$(侧角)

内容：交感 N 元(侧角细胞)。

纤维：发出交感 N 节前纤维(前根)。

功能：支配全部的内脏运动。

2) $S_{2\sim4}$

内容：副交感 N 元(骶副交感核)。

纤维：发出副交感 N 节前纤维(前根)。

功能：支配结肠左曲以下的消化管和盆腔脏器的运动。

(3) **后角**

内容：多极 N 元(后角细胞)。

纤维：接受脊 N 节假单极 N 元的中枢突(后根)。

功能：传导躯干、四肢的浅感觉。

2. **白质** 位于灰质周围，在脊髓横切面上，可将白质分为 3 个索。

前索——前外侧沟与前正中裂之间。

后索——后外侧沟与后正中裂之间。

外侧索——前、后外侧沟之间。

白质前连合——灰质连合与前正中裂之间的白质。

(1) 上行纤维束(表9-2、表9-3、表9-4)

表9-2 薄束、楔束

	薄 束	楔 束
位置	后索内,后正中沟两旁	后索内,薄束外侧,T_4以上
构成	脊N节内假单极N元的中枢突经后根入同侧后索上行(止于薄束核或楔束核)	
功能	传导肢体同侧的本体觉和精细触觉	

表9-3 脊髓丘脑束

	脊髓丘脑侧束	脊髓丘脑前束
位置	外侧索前部	前索
构成	后角细胞的轴突经白质前连合交叉至对侧外侧索和前索上行(止于丘脑)	
功能	传导躯干、四肢的痛、温及粗触、压觉	

表9-4 脊髓小脑束

	脊髓小脑后束	脊髓小脑前束
位置	外侧索周边后部	外侧索周边前部
构成	同侧胸核细胞发出纤维上行(止于小脑皮质)	对侧灰质Ⅴ～Ⅶ层的细胞发出纤维上行(止于小脑皮质)
功能	传导非意识性本体觉	

(2) 下行纤维束(表9-5、表9-6、表9-7)

表9-5 皮质脊髓束

	皮质脊髓侧束	皮质脊髓前束
位置	外侧索	前索
构成	大脑皮质的运动N元轴突下行,在锥体下端大部分纤维交叉为侧束,小部分未交叉的纤维为前束(最终均止于前角)	
功能	支配对侧躯干、四肢骨骼肌的随意运动	

表9-6 红核脊髓束、前庭脊髓束

	红核脊髓束	前庭脊髓束
位置	外侧索	前索
构成	起自红核(间接止于前角)	起自前庭N外侧核(间接止于前角)
功能	兴奋屈肌运动N元,抑制伸肌运动N元	兴奋伸肌运动N元,抑制屈肌运动N元

表9-7 网状脊髓束

	网状脊髓外侧束	网状脊髓前束
位置	外侧索	前索
构成	起自脑干网状结构(止于板层Ⅶ、Ⅷ、Ⅸ)	
功能	对α-和γ-运动N元产生易化或抑制影响	

【难点疑点】 关于上、下纤维束:① T_4 以上才出现楔束,位于薄束外侧,T_4 以下没有楔束。② 脊

髓丘脑侧束传导痛觉、温觉；脊髓丘脑前束传导粗触、压觉。③ 大脑皮质的运动 N 元发出的纤维，下行到延髓下端，大部分纤维交叉后形成皮质脊髓侧束；小部分未交叉的纤维形成皮质脊髓前束（仅 T_4 以上有此束）。

(3) 固有束　位于白质内最内侧紧贴灰质的边缘，由灰质各层中间 N 元的轴突组成。

(三) 脊髓的功能

1. 传导功能　通过上、下行纤维束传导感觉、运动的 N 冲动，除头面外，全身浅深感觉、大部分内脏感觉冲动，以及骨骼肌、内脏运动冲动均由脊髓传导。

2. 反射功能

(1) 躯体反射　按感受器部位的浅深又分浅反射和深反射。

浅反射——刺激皮肤、黏膜引起骨骼肌的反射，如腹壁反射、提睾反射、足底反射。

深反射——刺激肌、腱引起骨骼肌的反射，如膝跳反射、跟腱反射。

(2) 内脏反射　是指脊髓有调节血管舒缩、排尿、排便和性活动的低级反射中枢。

二、脊神经

脊 N 的组成：每对脊 N 均由前根和后根在椎间孔处合并组成。

脊 N 的数目：共 31 对，即颈 N8 对，胸 N12 对，腰 N5 对，骶 N5 对，尾 N1 对

脊 N 的纤维成分：躯体感觉纤维、内脏感觉纤维、躯体运动纤维、内脏运动纤维。

【难点疑点】 脊 N 前根是运动性的，后根是感觉性的，脊 N 是混合性的。脊 N 出椎间孔后即分为前支和后支，前、后支均为混合性的。

(一) 后支

后支的特点：细小，分布范围小，呈节段性，分布枕、项、背、腰、臀部皮肤及脊柱两侧深部肌肉，主要有枕大 N、臀上皮 N 和臀中皮 N。

(二) 前支

前支的特点：粗大，分布范围大，胸 N 前支呈节段性，其余的前支交织成 N 丛，有颈丛、臂丛、腰丛和骶丛。

1. 颈丛

组成：由第 1～4 颈 N 的前支组成。

位置：胸锁乳突肌上部的深面，发出肌支和皮支。

皮支：在胸锁乳突肌后缘中点附近穿出，主要有枕小 N、耳大 N、颈横 N 和锁骨上 N。

肌支：膈 N，是混合性 N。

膈 N 的走行：沿斜角肌前面下降，经胸廓上口入胸腔，沿肺根前方，心包的两侧，下降至膈。

膈 N 的分布：运动纤维——支配膈肌运动；感觉纤维——分布到胸膜和心包，右膈 N 还分布于肝、胆表面的腹膜。

2. **臂丛**

组成：由第 5~8 颈 N 前支和第 1 胸 N 前支的大部分组成。

位置：锁骨下 A 的后上方，锁骨后方，前斜角肌的后方。臂丛以锁骨为界，分为锁骨上部和锁骨下部。

分支：锁骨下部在腋窝内，围绕腋 A 形成内侧束、外侧束和后束，由束发出分支。

(1) **肌皮 N** 发自外侧束。

肌支：支配肱二头肌、喙肱肌、肱肌。

皮支：为前臂外侧皮 N。

(2) **正中 N** 发自内、外侧束。

行程：肱二头肌内侧沟(伴肱 A)→肘窝→前臂浅、深屈肌之间→腕管→手掌。

肌支：支配除肱桡肌、尺侧腕屈肌、指深屈肌尺侧半以外全部前臂前群肌及手肌外侧大部分。

皮支：分布于手掌桡侧 2/3、桡侧 3 个半指掌面、桡侧 3 个半手指背面末 2 节的皮肤。

体表投影：自肱 A 始端搏动点至肘部肱骨内、外上髁间线中点稍内侧，再由此至腕掌侧横纹中点。

损伤：前臂不能旋前，屈腕能力减弱，拇、示指不能屈曲，拇指不能对掌，鱼际肌萎缩。

（3）尺 N

行程：肱二头肌内侧沟→尺 N 沟→尺侧腕屈肌深面（伴尺 A）→豌豆骨外侧→手掌。

肌支：支配尺侧腕屈肌、指深屈肌尺侧半、手肌内侧大部分。

皮支：分布于手掌尺侧 1/3 及尺侧 1 个半指，手背尺侧 1/2 及 2 个半指的皮肤。

体表投影：自肱 A 始端搏动点至肱骨内上髁后方，再由此至豌豆骨外侧缘。

损伤：屈腕能力减弱，拇指不能内收，第 4、5 掌指关节过伸，指骨间关节屈曲。

（4）桡 N　发自后束。

行程：肱三头肌深面（分支支配肱三头肌、肱桡肌）→桡 N 沟→肱骨外上髁前方，分为浅、深支。

浅支(皮支):分布于手背桡侧半及桡侧2个半指近节背面的皮肤。

深支(肌支):支配前臂后群肌。

损伤:不能伸腕,伸指。

(5)腋 N 发自后束。支配三角肌和小圆肌。

【难点疑点】 臂丛常见神经损伤的部位与症状(表9-8):

表9-8 臂丛常见神经损伤的部位与症状

损伤 N	易损伤部位	手部畸形
正中 N	肱二头肌内侧沟	手枪手
正中、尺 N 合并	肱二头肌内侧沟	猿手
尺 N	肱骨下端骨折	爪形手
桡 N	肱骨体骨折	垂腕症
腋 N	肱骨外科颈	方形肩

3. 胸 N 前支 共12对,除第1对的大部分和第12对的小部分分别参加臂丛和腰丛外,其余皆不成丛。

肋间 N:为第1~11对胸 N 前支。

肋下 N:为第12对胸 N 前支。

分布:上6对肋间 N 分布于肋间肌、胸壁皮肤、壁胸膜,下5对肋间 N 和1对肋下 N 还分布于腹前外侧群肌、腹壁皮肤、壁腹膜。

4. 腰丛

组成： 第12胸N前支一部分，第1～3腰N前支和第4腰N前支一部分。

位置： 腰大肌上部的深面。

分支：

（1）髂腹下N　腹内斜肌与腹横肌之间→腹股沟管浅环上方穿出→附近皮肤。

（2）髂腹股沟N　与髂腹下N并行→入腹股沟管→出腹股沟管浅环→附近皮肤。

（3）股外侧皮N　髂前上棘内侧→腹股沟韧带深面→大腿外侧皮肤。

（4）**股N**（最大分支）　腰大肌与髂肌之间→腹股沟韧带深面→股三角。肌支——大腿前群肌（股四头肌、缝匠肌），皮支——大腿前面皮肤和隐N分布区域。

隐N： 为股N中最长的皮支，与大隐V伴行，分布于小腿内侧及足内侧缘皮肤。

（5）闭孔N　腰大肌内侧缘→伴闭孔A向前下行→穿闭孔→大腿内侧，分布于内收肌群、大腿内侧面的皮肤。

5. 骶丛

组成： 由第4腰N前支一部分，第5腰N前支和全部骶、尾N前支。

位置：骨盆腔内，梨状肌的前面。

分支：

(1) 臀上N　伴臀上A、V→梨状肌上孔→臀中、小肌。

(2) 臀下N　伴臀下A、V→梨状肌下孔→臀大肌。

(3) 股后皮N　梨状肌下孔→大腿后面的皮肤。

(4) 阴部N　梨状肌下孔→绕坐骨棘→经坐骨小孔→入坐骨直肠窝→会阴部、外生殖器皮肤及肌肉。

(5) **坐骨**N(全身最粗大N)　梨状肌下孔→臀大肌深面→坐骨结节与大转子之间→大腿后群肌深面→支配大腿后群肌→腘窝上角分出胫N和腓总N。

1) 胫N　沿腘窝中线→小腿后浅、深层肌之间(伴胫后A)→内踝后方→足底内、外侧N→小腿后群肌、足底肌以及小腿后面和足底的皮肤。

2) 腓总N　沿腘窝外侧缘→绕腓骨颈→小腿前面，分腓浅、深N。

腓浅N——支配小腿腓骨长、短肌，并分布于小腿前外侧面下部及足背皮肤。

腓深N——支配小腿前群肌和足背肌，并分布于第1、2趾相邻背面皮肤。

【难点疑点】 胫N和腓总N损伤、脊N各丛的比较(表9-9、表9-10):

表9-9 胫N和腓总N损伤

损伤N	易损伤部位	功能障碍	足部畸形
胫N	腘窝	不能跖屈,内翻力弱	背屈、外翻位——钩状足
腓总N	腓骨颈	不能背屈,不能外翻	跖屈、内翻位——足下垂

表9-10 脊N各丛的比较

	组 成	位 置
颈丛	$C_{1\sim4}$前支	胸锁乳突肌后面
臂丛	$C_{5\sim8}$和T_1部分前支	前斜角肌后面
腰丛	T_{12}部分、$L_{1\sim3}$和L_4部分前支	腰大肌后面
骶丛	L_4部分、L_5、$S_{1\sim5}$和C_0前支	梨状肌前面

脊N分前、后支,所有的脊N各丛都是由前支交织一起形成的。因此,在回答脊N各丛的组成时,注意不要遗漏前支。

三、脊髓的节段性支配

胸N前支在躯干的分布如下:

T_2——胸骨角平面皮肤。

T_4——乳头平面皮肤。

T_6——剑突平面皮肤。

T_8——肋弓平面皮肤。

T_{10}——脐平面皮肤。

T_{12}——脐与耻骨联合连线中点的平面皮肤。

第三节 脑和脑神经

一、脑

脑位于颅腔内,可分为**端脑、间脑、小脑、中脑、脑桥和延髓**六个部分。通常把延髓、脑桥和中脑合称脑干。

（一）脑干

位于斜坡上,下平枕骨大孔连脊髓,上连间脑。

1. 外形

（1）延髓　倒置的圆锥体

腹面——锥体,锥体交叉,橄榄,舌下、舌咽、迷走和副 N 根。

背面——第四脑室底下部、薄束结节、楔束结节和小脑下脚。

（2）脑桥

腹面——基底部,基底沟,小脑中脚,三叉、展、面、前庭蜗 N 根。

背面——第四脑室底上部和小脑上脚。

菱形窝的构成:为第四脑室底呈菱形凹陷,由延髓上部和脑桥背面共同构成。

菱形窝的境界:上外侧界(小脑上脚),下外侧界(薄、楔束结节,小脑下脚)。

(3) 中脑 位于脑桥与间脑之间,其内的管腔称中脑水管。

腹面——大脑脚、脚间窝和动眼 N 根。

背面——**四叠体**(上丘、下丘)和滑车 N 根(唯一从背面发出的脑 N)。

上丘:为视觉皮质下反射中枢。

下丘:为听觉皮质下反射中枢。

2. 内部结构

(1) N 核

1) 脑 N 核(表 9-11)

表 9-11 脑 N 核的性质、位置和功能

类别	名称	位置	相连脑 N	功能	相关 N 节
躯体运动核	动眼 N 核	中脑	Ⅲ	支配眼球外肌(除上斜肌和外直肌)	
	滑车 N 核	中脑	Ⅳ	支配上斜肌	
	展 N 核	脑桥	Ⅵ	支配外直肌	

(续表)

类别	名称	位置	相连脑N	功能	相关N节
躯体运动核	舌下N核	延髓	XII	支配舌肌	
	三叉N运动核	脑桥	V	支配咀嚼肌	
	面N核	脑桥	VII	支配面肌	
	疑核	延髓	IX、X	支配咽喉肌	
	副N核	$C_{1\sim5}$	XI	支配胸锁乳突肌和斜方肌	
内脏运动核	动眼N副核	中脑	III	支配睫状肌和瞳孔括约肌	睫状N节
	上泌涎核	脑桥	VII	支配泪腺分泌	翼腭N节
				支配下颌下腺、舌下腺分泌	下颌下N节
	下泌涎核	延髓	IX	支配腮腺分泌	耳N节
	迷走N背核	延髓	X	支配颈、胸、腹腔脏器的平滑肌、心肌和腺体	器官旁节、内节
内脏感觉核	孤束核	延髓	VII、IX、X	接受味觉、胸腹腔脏器一般感觉	膝N节下N节

第九章 神经系统

(续表)

类别	名称	位置	相连脑N	功能	相关N节
躯体感觉核	三叉N中脑核	中脑	V	接受咀嚼肌、面肌的本体感觉	三叉N节
	三叉N脑桥核	脑桥	V	接受头面部触觉	
	三叉N脊束核	脑桥延髓	V、IX、X	接受头面部痛、温觉	
	前庭N核	脑桥	VIII	接受内耳平衡觉	前庭N节
	蜗N核	脑桥	VIII	接受内耳听觉	蜗N节

2) 非脑N核

① 薄束核、楔束核　位于薄束、楔束结节内,分别接受薄束、楔束的纤维,传导躯干和四肢意识性的本位觉和精细触觉。

② 黑质　位于中脑大脑脚底的灰质带,为含黑色素的细胞团,内富含多巴胺。

(2) 纤维束

1) 锥体束　大脑皮质运动区发出的纤维束→经内囊、中脑大脑脚、脑桥基底部、延髓锥体下行→止于脑干躯体运动核或脊髓前角。

皮质核束——止于脑干躯体运动核,支配头颈部骨骼肌。

皮质脊髓侧束——锥体下端交叉至脊髓外侧索，止于脊髓前角，支配躯干、四肢骨骼肌。

皮质脊髓前束——锥体下端不交叉至脊髓前索，逐节交叉止前角，支配躯干、四肢骨骼肌。

2）内侧丘系　薄束核、楔束核发出纤维→延髓中央管腹侧→内侧丘系交叉→上行为内侧丘系→止于背侧丘脑，传导躯干、四肢意识性本体觉、精细触觉。

3）脊髓丘脑束（脊髓丘系）　后角细胞发出纤维→上升1～2个脊髓节段→白质前连合交叉至对侧→脊髓丘脑侧束、前束上行→经脑干，内侧丘系的背外侧→止于背侧丘脑，传导躯干、四肢浅感觉。

4）三叉丘脑束（三叉丘系）　三叉N脑桥核、三叉N脊束核发出纤维→交叉至对侧上行→三叉丘系→止于背侧丘脑，传导头面部浅感觉。

（3）网状结构　脑干中央区域分散的纤维纵横交织成网眼内散在的N元。

3. 脑干的功能

传导功能——通过上、下纤维束实现传导功能。

反射功能——延髓有呼吸反射、心跳反射、咽反射，脑桥有角膜反射，中脑有视反射、瞳孔对光反射。

(二) 小脑

1. 位置和外形

位置：颅后窝内，大脑半球枕叶的下方，脑桥与延髓的后方。

外形：小脑上、中、下脚。

分部：小脑蚓、小脑半球。

2. 构造
小脑皮质、小脑髓质和小脑核（齿状核、球状核、栓状核、顶核）。

3. 功能
维持身体平衡，调节肌张力和协调随意运动。损伤后，站立不稳，走路抬腿过高，迈步过大，指鼻试验不准——共济失调。

(三) 间脑

位置：中脑的前上方，大部分被大脑半球所掩盖。

分部：主要有背侧丘脑、后丘脑和下丘脑三部分。

1. 背侧丘脑（丘脑）
位于间脑的背侧份，是一对卵圆形的灰质团块。

背侧丘脑内的"Y"形纤维板称内髓板，分前核群、内侧核群、外侧核群（**腹后核**——躯体感觉传导通路的中继站）。

2. 后丘脑
位于背侧丘脑后侧的外下方。

内侧膝状体——接受听觉纤维，听觉中枢传导通路的中继站。

外侧膝状体——接受视束纤维,视觉中枢传导通路的中继站。

3. 下丘脑　位于背侧丘脑的前下方,下接垂体。由**视交叉、灰结节和乳头体**组成,内有视上核和室旁核等核团。

(四)端脑

又称大脑,分左、右大脑半球,左、右半球之间为大脑纵裂,裂底为**胼胝体**。

1. 大脑半球的外形

三面——上外侧面、内侧面和下面。

三沟——中央沟、外侧沟、顶枕沟。

五叶——额叶、顶叶、枕叶、颞叶和岛叶。

(1)上外侧面

额叶——中央前沟、**中央前回**,额上、中、下沟,额上、中、下回。

顶叶——中央后沟、**中央后回、缘上回**(外侧沟末端的脑回)和**角回**(颞上沟末端的脑回)。

颞叶——颞上、中、下沟,颞上、中、下回和**颞横回**。

(2)内侧面　中央旁小叶、距状沟、扣带沟;扣带回、海马旁回和钩——**边缘叶**。

(3)下面　嗅球、嗅束、嗅三角。

2. 大脑半球的内部结构

(1) 大脑皮质

1) 躯体运动中枢

位置:中央前回和中央旁小叶前部。

功能:管理骨骼肌的随意运动。

特点:交叉管理、倒置人形、代表区的大小与运动精细程度有关。

2) 躯体感觉中枢

位置:中央后回和中央旁小叶后部。

功能:管理躯体浅、深感觉。

特点:交叉管理、倒置人形、代表区的大小与感觉灵敏程度有关。

3) 视觉中枢

位置:枕叶内侧面距状沟上、下的皮质。

功能:视觉。

特点:不完全交叉。

4) 听觉中枢

位置:颞叶的颞横回。

功能:听觉。

特点:不完全交叉。

5) 语言中枢

运动性语言中枢(说话):额下回后部——运动性

失语。

书写中枢：额中回后部——失写症。

视觉性语言中枢（阅读）：角回——失读症。

听觉性语言中枢（听话）：颞上回后部——感觉性失语。

6）嗅觉中枢　海马旁回和钩附近。

7）内脏运动中枢　边缘叶。

【记忆要点】　关于语言中枢：①4个语言中枢的位置：可用"颞上听，额中书，额下动，角视通"来帮助记忆。②4个语言中枢的理解：联想学习外语的要求（听、说、读、写）。③4个语言中枢的位置都在相应功能中枢的附近：如说话中枢与"舌"的运动有关，故其中枢的位置在"舌"的运动中枢（中央前回下部）前方的额下回后部；书写中枢与"手"的运动有关，故其中枢的位置在"手"的运动中枢（中央前回中部）前方的额中回后部；阅读中枢与视觉有关，故其中枢的位置在离视觉中枢（距状沟上、下的皮质）很近的角回；听话中枢与听觉有关，故其中枢的位置在离听觉中枢（颞横回）很近的颞上回后部。

（2）**基底核**　是位于大脑底部白质内的灰质核团。

1) 尾状核
2) 豆状核 { 壳 } 新纹状体 } 纹状体
          苍白球 旧纹状体
3) 杏仁体：尾状核尾的末端。

(3) 大脑白质

连合纤维——连接两侧半球的横行纤维，即胼胝体。

联络纤维——联络同侧半球皮质各部的纤维。

投射纤维——大脑皮质与皮质下结构的上、下行纤维，大多经过内囊。

内囊：是位于尾状核、背侧丘脑与豆状核之间的上、下行投射纤维密集而成的白质区域，水平切面呈">〈"形。

内囊前肢——额桥束。

内囊膝——皮质核束。

内囊后肢——皮质脊髓束、皮质红核束、丘脑皮质束、视辐射、听辐射。

二、脑神经

脑 N 有 12 对，用罗马数字码表示，含躯体运动、躯体感觉、内脏运动、内脏感觉四种纤维成分。

纯感觉性脑 N——Ⅰ、Ⅱ、Ⅷ。

纯运动性脑 N——Ⅲ、Ⅳ、Ⅵ、Ⅺ、Ⅻ。

混合性脑 N——Ⅴ、Ⅶ、Ⅸ、Ⅹ。

含副交感 N(内脏运动纤维)——Ⅲ、Ⅶ、Ⅸ、Ⅹ。

> **【记忆要点】** 12 对脑 N 名称的记忆歌诀:"Ⅰ嗅Ⅱ视Ⅲ动眼,Ⅳ滑Ⅴ叉Ⅵ外展;Ⅶ面Ⅷ听Ⅸ舌咽,Ⅹ迷走副舌下全"。这些脑 N 的名称,按国际习惯用罗马数字表示,其中外展是指展 N,听是指前庭蜗 N。

(一) 嗅 N

嗅黏膜→嗅细胞(双极 N 元)→嗅 N(20 多条嗅丝)(→筛孔→嗅球→嗅束→嗅三角→嗅觉中枢)。

(二) 视 N

视锥、杆细胞→双极细胞→视 N 节细胞→视 N(→视 N 管→视交叉→视束→外侧膝状体→视辐射→视觉中枢)。

(三) 动眼 N

性质:运动性脑 N,含躯体运动纤维和副交感纤维。

核团 { 动眼 N 核(发出躯体运动纤维) / 动眼 N 副核(发出副交感纤维)

走行:中脑脚间窝出脑→眶上裂→眶。

分布：躯体运动纤维支配上直肌、下直肌、内直肌、下斜肌和上睑提肌；副交感纤维在睫状 N 节换元后，其节后纤维支配睫状肌和瞳孔括约肌。

（四）滑车 N

性质：运动性脑 N。

核团：滑车 N 核（发出躯体运动纤维）。

走行：中脑背面下丘下方出脑→绕大脑脚外侧前行→眶上裂→眶。

分布：支配上斜肌。

（五）三叉 N（最粗大的脑 N）

性质：混合性脑 N，含有躯体感觉纤维和躯体运动纤维

核团 $\begin{cases} 三叉 N 脑桥核（接受痛、温觉纤维）\\ 三叉 N 脊束核（接受触觉纤维）\\ 三叉 N 运动核（发出躯体运动纤维）\end{cases}$

走行：脑桥出脑→三叉 N 节→分三支。

分支：

1. **眼 N**——经眶上裂出颅→眶→眶上孔→眶上 N→分布于眼裂以上的皮肤和黏膜。

2. **上颌 N**——经圆孔出颅→眶下裂→眶下沟→眶下管→眶下孔→眶下 N→分布口裂与眼裂之间的皮肤和黏膜。

3. **下颌 N**——经卵圆孔出颅,含躯体运动纤维(支配咀嚼肌)和躯体感觉纤维(分为舌 N、下牙槽 N 和耳颞 N)。

舌 N:分布于舌前 2/3 黏膜,管理一般感觉(还有面 N 的味觉纤维和副交感 N 纤维加入)。

下牙槽 N:经下颌孔→下颌管→颏孔→颏 N→分布于口裂以下的皮肤。

耳颞 N:分布于耳屏前部、外耳道及颞区皮肤。

【难点疑点】 三叉 N 中的眼 N、上颌 N 都是感觉性 N,下颌 N 是混合性 N。

(六)展 N

性质:运动性脑 N。

核团:展 N 核(发出躯体运动纤维)。

走行:延髓脑桥沟出脑→眶上裂→眶。

分布:支配眼球外直肌。

(七)面 N

性质:混合性脑 N,含有躯体运动纤维、副交感纤维和内脏感觉纤维。

核团 { 面 N 核(发出躯体运动纤维)
上泌涎核(发出副交感纤维)
孤束核(接受味觉纤维)

走行：内耳门→内耳道→面 N 管→茎乳孔出颅→入腮腺（分布于面肌）。

分布：

1. 躯体运动纤维——支配面肌。

2. 副交感纤维——其中一部分纤维至翼腭 N 节换元后→节后纤维分布于泪腺；另一部分纤维加入舌 N→至下颌下 N 节换元后→节后纤维分布于下颌下腺、舌下腺。

3. 躯体感觉纤维（味觉纤维）——其胞体位于膝 N 节→周围突加入舌 N→分布于舌前 2/3 味觉。

角膜反射： 当用棉花轻触一侧角膜时，引起两眼同时闭合。其反射通路　角膜→三叉 N 的眼 N→三叉脑桥核和脊束核→两侧面 N 核→两侧面 N→两侧眼轮匝肌。

【难点疑点】　面 N 损伤有管内损伤和管外损伤之分，面 N 管外损伤只有表情肌瘫痪（周围性面瘫），而面 N 管内损伤除有周围性面瘫外，还伴有舌前 2/3 味觉障碍、唾液腺和泪腺分泌障碍。

（八）前庭蜗 N

椭圆囊斑、球囊斑、壶腹嵴→周围突→前庭 N 节（双极 N 元）→中枢突（前庭 N）（→内耳门→延髓脑桥沟入脑→前庭 N 核→小脑）。

螺旋器→周围突→蜗 N 节（双极 N 元）→中枢突

(蜗 N)(→内耳门→延髓脑桥沟入脑→蜗 N 核→内侧膝状体→听辐射→听觉中枢)。

(九) 舌咽 N

性质:混合性脑 N。

核团 { 疑核(发出躯体运动纤维)
下泌涎核(发出副交感纤维)
孤束核(接受内脏感觉纤维)

走行:延髓出脑→颈 V 孔出颅。

分布:

1. 内脏感觉纤维——其胞体位于下 N 节→周围突分布于舌后 1/3 一般感觉及味觉、颈 A 窦和颈 A 小球。

2. 躯体运动纤维——支配咽肌。

3. 副交感纤维——耳 N 节换元后→节后纤维分布于腮腺。

(十) 迷走 N

性质:混合性脑 N,含四种纤维。

核团 { 迷走 N 背核(发出副交感纤维)
疑核(发出躯体运动纤维)
孤束核(接受内脏感觉纤维)
三叉 N 脊束核(接受躯体感觉纤维)

走行:延髓出脑→颈 V 孔出颅→颈内 A、颈总 A、颈内 V 之后方→胸腔→肺根后方→绕食管下行→分前、后干→食管裂孔→腹腔。

分布：

1. 躯体运动纤维——咽肌、喉肌。

2. 副交感纤维——器官旁、内节换元后→节后纤维→心肌、胸腹腔脏器的平滑肌和腺体。

3. 内脏感觉纤维——其胞体位于下N节内→周围突分布于颈、胸、腹腔脏器。

4. 躯体感觉纤维——其胞体位于上N节内→周围突分布于耳郭背面、外耳道的皮肤。

分支：

1. 颈部分支

喉上N——声门裂以上的喉黏膜、喉肌。

颈心支——参与心丛。

咽支——参与咽丛。

2. 胸部分支

喉返N——左侧绕主A弓,右侧绕右锁骨下A→声门裂以下的喉黏膜、喉肌。

胸心支——加入心丛。

支气管支、食管支——加入肺丛、食管丛。

3. 腹部分支

前干 { 胃前支：胃前壁
　　　 肝支：肝、胆囊等

后干 { 胃后支：胃后壁
　　　腹腔支：加入腹腔丛

(十一) 副 N

副 N 起自副 N 核→延髓侧面出脑→颈 V 孔出颅→支配胸锁乳突肌和斜方肌。

(十二) 舌下 N

舌下 N 起自舌下 N 核→延髓出脑→舌下 N 管出颅→支配舌肌。

脑神经小结

1. 与眼有关的 N(表 9-12)

表 9-12　与眼有关的 N

神经名称	性　质	分　布
视 N	躯体感觉	视网膜
动眼 N	躯体运动	眼外肌(除上斜肌和外直肌外)
	内脏运动	瞳孔括约肌,睫状肌
滑车 N	躯体运动	上斜肌
三叉 N(眼 N)	躯体感觉	角膜,泪腺
展 N	躯体运动	外直肌
面 N(副交感)	内脏运动	泪腺(分泌)
交感 N	内脏运动	瞳孔开大肌

2. 与舌有关的脑 N(表 9-13)

表 9-13　与舌有关的脑 N

	性　质	分　布
三叉 N(舌 N)	躯体感觉	舌前 2/3 一般感觉
面 N	内脏感觉	舌前 2/3 味觉
舌咽 N	内脏感觉	舌后 1/3 一般感觉、味觉
舌下 N	躯体运动	舌肌

3. 含有副交感纤维的脑 N(表 9-14)

表 9-14　含有副交感纤维的脑 N

	相关 N 核	相关 N 节	分　布
动眼 N	动眼 N 副核	睫状 N 节	睫状肌、瞳孔括约肌
面 N	上泌涎核	翼腭 N 节	泪腺
		下颌下 N 节	下颌下腺、舌下腺
舌咽 N	下泌涎核	耳 N 节	腮腺
迷走 N	迷走 N 背核	器官旁节 器官内节	心肌、胸腹腔脏器的平滑肌和腺体

4. 12 对脑 N(表 9-15)

表 9-15　12 对脑 N 的总结表

名称	成分	起止核	出入脑部位	出入颅部位	分布	损伤症状
嗅 N	内脏感觉	嗅球	大脑	筛孔	鼻腔嗅黏膜	嗅觉障碍
视 N	躯体感觉	外侧膝状体	间脑	视 N 管	眼球视网膜	视觉障碍
动眼 N	躯体运动	动眼 N 核	中脑脚间窝	眶上裂	上、下、内直肌，下斜肌，上睑提肌	眼外斜视、上睑下垂
	副交感	动眼 N 副核			瞳孔括约肌，睫状肌	对光及调节反射消失
滑车 N	躯体运动	滑车 N 核	中脑下丘下方	眶上裂	上斜肌	眼不能外下斜视
三叉 N	躯体感觉	三叉 N 脊束核，脑桥核	脑桥与小脑中脚交界处	眶上裂 眶下裂 上颌 N 圆孔 下颌 N 卵圆孔	面部皮肤，口鼻腔黏膜，眼球，牙及牙龈，硬脑膜	头面部感觉障碍
	躯体运动	三叉 N 运动核			咀嚼肌	咀嚼肌瘫痪
展 N	躯体运动	展 N 核	延髓脑桥沟	眶上裂	外直肌	眼内斜视

(续表)

名称	成分	起止核	出入脑部位	出入颅部位	分布	损伤症状
面N	躯体运动	面N核	延髓脑桥沟	茎乳孔	面肌、颈阔肌、茎突舌骨肌、二腹肌后腹	额纹消失,眼不能闭合,口角歪向健侧,鼻唇沟变浅
	副交感	上泌涎核			泪腺、下颌下腺、舌下腺及鼻腔黏膜腺	分泌障碍
	内脏感觉	孤束核			舌前2/3味蕾	味觉障碍
前庭蜗N	躯体感觉	前庭N核	延髓脑桥沟	内耳门	椭圆囊斑、球囊斑、壶腹嵴	眩晕、眼球震颤等
		蜗N核			螺旋器	听力障碍
舌咽N	躯体运动	疑核	延髓侧面	颈V孔	咽肌	
	副交感	下泌涎核			腮腺	分泌障碍
	内脏感觉	孤束核			咽黏膜、咽鼓管、软腭、舌后1/3黏膜、颈A窦、颈A小球	咽与舌后1/3感觉障碍(包括味觉)、咽反射消失

(续表)

名称	成 分	起 止 核	出入脑部位	出入颅部位	分 布	损 伤 症 状
迷走 N	副交感	迷走 N 背核	延髓侧面	颈 V 孔	胸腹腔脏器平滑肌、心肌和腺体	心动过速，内脏活动障碍
	躯体运动	疑核			咽喉肌	发音困难，声音嘶哑，发呛吞咽障碍
	内脏感觉	孤束核			胸腹腔脏器，咽喉黏膜	
	躯体感觉	三叉 N 脊束核			硬脑膜，耳郭及外耳道皮肤	
副 N	躯体运动	副 N 核	延髓侧面	颈 V 孔	胸锁乳突肌和斜方肌	一侧胸锁乳肌瘫痪，头无力转向对侧；斜方肌瘫痪，肩下垂、提肩无力
舌下 N	躯体运动	舌下 N 核	延髓侧面	舌下 N 管	舌内肌和部分舌外肌	舌肌瘫痪、萎缩，伸舌时舌尖偏向患侧

第九章 神经系统 | 229

第四节 传导通路

传导通路:高级中枢与感受器或效应器之间传导 N 冲动的通路,包括感觉传导通路(上行传导通路)和运动传导通路(下行传导通路)。

一、感觉传导通路

浅感觉:是指痛、温、粗、精细触觉,分布于皮肤、黏膜。

深感觉(本位觉):是指位置、运动、震动觉,分布于肌、腱、关节。

特殊感觉:是指视觉、听觉、平衡觉、味觉、嗅觉等。

(一)本体觉传导通路

1. 躯干和四肢意识性本体觉传导通路

躯干和四肢的肌、腱、关节等处本体感觉及皮肤的精细触觉→周围突→脊 N 节(第 1 级 N 元)→中枢突→后根→同侧后索上行→薄束(T_4↓)、楔束(T_4↑)→薄束核、楔束核(第 2 级 N 元)→内侧丘系交叉(延髓中央管腹侧)→内侧丘系→背侧丘脑(第 3 级 N 元)→丘脑皮质束→内囊后肢→中央后回上 2/3、中央旁小叶后部。

2. 非意识性本体觉传导通路

躯干和四肢的本体觉→传入 N→脊 N 节→后角细胞→脊髓小脑后束、前束→小脑。

(二)浅感觉传导通路

1. 躯干和四肢浅感觉传导通路

躯干和四肢皮肤的痛、温和粗触、压觉→周围突→脊 N 节(第 1 级 N 元)→中枢突→后根→后角(第 2 级 N 元)→上升 1~2 个节段→白质前连合交叉→脊髓丘脑侧束(痛、温觉)、脊髓丘脑前束(粗触、压觉)→背侧丘脑(第 3 级 N 元)→丘脑皮质束→内囊后肢→中央后回上 2/3、中央旁小叶后部。

2. 头面部浅感觉传导通路

头面皮肤和黏膜的痛、温等浅感觉→周围突→三叉 N 节(第 1 级 N 元)→中枢突→三叉 N 脊束核、脑桥核(第 2 级 N 元)→纤维交叉→三叉丘系→背侧丘脑(第 3 级 N 元)→丘脑皮质束→内囊后肢→中央后回下 1/3。

(三)视觉传导通路和瞳孔对光反射

1. 视觉传导通路

视锥、视杆细胞→双极细胞(第 1 级 N 元)→视网膜 N 节细胞(第 2 级 N 元)→视 N→视交叉(鼻侧视网膜纤维交叉)→视束→外侧膝状体(第 3 级 N 元)→视辐射→内囊后肢→距状沟上、下皮质。

通路损伤：① 一侧视 N 损伤——同侧视觉全盲。② 视交叉中央损伤——双侧颞侧视野偏盲。③ 一侧视束、外侧膝状体、视辐射或视皮质损伤——双眼对侧半视野同向偏盲。

2. 瞳孔对光反射

概念：光照一侧瞳孔，引起双侧瞳孔同时缩小。

反射通路：光照→视网膜→视 N→视交叉→两侧视束→顶盖前区→两侧动眼 N 副核→动眼 N→睫状 N 节→节后纤维→瞳孔括约肌收缩→两侧瞳孔缩小。

通路损伤：一侧视 N 损伤，光照患侧瞳孔不缩小，光照健侧双瞳孔缩小。一侧动眼 N 损伤或麻痹，光照任何一眼，患侧瞳孔均不缩小。

【难点疑点】感觉传导通路的比较（表9-16）：

表9-16 感觉传导通路

	躯干和四肢意识性本体觉传导通路	躯干和四肢浅感觉传导通路	头面部浅感觉传导通路	视觉传导通路
第1级 N 元	脊 N 节	脊 N 节	三叉 N 节	双极细胞
第2级 N 元	薄束核、楔束核	后角	三叉 N 脊束核、脑桥核	N 节细胞

(续表)

	躯干和四肢意识性本体觉传导通路	躯干和四肢浅感觉传导通路	头面部浅感觉传导通路	视觉传导通路
第3级N元	背侧丘脑	背侧丘脑	背侧丘脑	外侧膝状体
交叉部位	延髓,内侧丘系交叉	脊髓,白质前连合交叉	脑干,纤维交叉	视交叉
经过内囊部位	内囊后肢	内囊后肢	内囊后肢	内囊后肢
投射中枢部位	中央后回上2/3、中央旁小叶后部	中央后回上2/3、中央旁小叶后部	中央后回下1/3	距状沟上、下皮质
其他	薄束:T4↓ 楔束:T4↑	脊髓丘脑侧束:痛、温觉;脊髓丘脑前束:粗触、压觉		

二、运动传导通路

(一) 锥体系

锥体系是管理骨骼肌随意运动的传导通路,分为皮质脊髓束和皮质核束。

1. 皮质脊髓束

中央前回上2/3和中央旁小叶前部锥体细胞(上运

动N元)→皮质脊髓束→内囊后肢→延髓锥体→大部交叉形成皮质脊髓侧束、小部分不交叉形成皮质脊髓前束→终止于前角细胞(下运动N元)。上、下运动N元损伤的比较(表9-17)。

表9-17 上、下运动N元损伤的比较

	上运动N元损伤 (核上瘫)	下运动N元损伤 (核下瘫)
损伤部位	锥体细胞及锥体束	前角细胞、脑干躯体运动核及脊N、脑N
肌张力	增高	降低
腱反射	亢进	消失、减弱
病理反射	出现(阳性)	不出现(阴性)
肌萎缩	不明显	明显
瘫痪	中枢性瘫痪、痉挛性瘫痪、硬瘫	周围性瘫痪、弛缓性瘫痪、软瘫

2. 皮质核束

中央前回下1/3锥体细胞(上运动N元)→皮质核束→内囊膝→脑干躯体运动核(下运动N元)→面N核下部和舌下N核接受对侧支配,其余核均接受双侧支配。面N核上瘫与核下瘫的比较以及舌下N核上瘫与核下瘫的比较(表9-18、表9-19)。

表9-18 面N核上瘫与核下瘫的比较

	面N核上瘫	面N核下瘫
损伤	一侧上运动N元	一侧下运动N元
瘫痪	对侧眼裂以下面肌瘫痪	病灶侧所有面肌瘫痪
症状	病灶对侧鼻唇沟消失,口角歪向病灶侧,流涎,不能作鼓腮和露齿等动作	病灶侧额纹消失,眼不能闭,鼻唇沟变浅,口角歪向病灶对侧

表9-19 舌下N核上瘫与核下瘫的比较

	舌下N核上瘫	舌下N核下瘫
损伤	一侧上运动N元	一侧下运动N元
瘫痪	对侧舌肌瘫痪	病灶侧舌肌瘫痪
症状	伸舌时,舌尖偏向病灶对侧	伸舌时,舌尖偏向病灶侧

【难点疑点】 关于锥体束:① 锥体束包括皮质脊髓束和皮质核束两部分。皮质脊髓束在延髓的锥体下部,大部分纤维经锥体交叉至对侧,组成锥体交叉,交叉后纤维在对侧脊髓外侧索下行形成皮质脊髓束;小部分未交叉的纤维在同侧脊髓前索内下行,组成皮质脊髓前束。② 脑干躯体运动核共有8对,包括动眼N核、滑车N核、展N核、舌下N核、三叉N运动核、面N核、疑核和副N核。面N核下部

和舌下 N 核只接受对侧皮质核束支配，其余脑干躯体运动核均接受双侧支配。

（二）锥体外系

锥体外系是指锥体系以外所有影响和控制躯体运动的相关结构和传导通路。

第五节　内脏神经系统

分布：内脏、心血管、腺体。
中枢：脑、脊髓。
周围 $\begin{cases} 内脏运动 N（交感、副交感 N） \\ 内脏感觉 N \end{cases}$

一、内脏运动 N

躯体、内脏运动 N 的比较（表 9-20）。

表 9-20　躯体、内脏运动 N 的比较

	躯体运动 N	内脏运动 N
支配器官	骨骼肌	平滑肌、心肌、腺体
N 元数目	自脑干、脊髓发出后直达骨骼肌，只有 1 个	自脑干、脊髓发出至所支配器官有 2 个 N 元，即节前 N 元和节后 N 元

(续表)

	躯体运动 N	内脏运动 N
纤维成分	躯体运动纤维	交感、副交感纤维
纤维分布形式	N 干	攀附脏器或血管形成 N 丛
功能上	受意志支配	不受意志支配

(一) 交感 N

1. **中枢部** 低级中枢位于脊髓 $T_1 \sim L_3$ 节段的侧角内。

2. 周围部 包括交感 N 节、节前纤维和节后纤维。

(1) 交感 N 节

1) 椎旁 N 节(交感干 N 节) 共有 19~24 成对节和 1 个单节,N 节之间借节间支连成交感干。

白交通支:脊髓侧角细胞发出节前纤维离开脊 N 进入交感干 N 节的通路,有髓鞘,呈白色,只存在 $T_1 \sim L_3$ 与交感干 N 节之间。

灰交通支:交感干 N 节发出的节后纤维进入脊 N 的通路,呈灰色,存在于全部的交感干 N 节与全部脊 N 之间。

2) 椎前 N 节 腹腔 N 节、肠系膜上 N 节、肠系膜下 N 节、主 A 肾 N 节。

(2) 交感 N 的分布(表 9-21)

表 9-21 交感 N 的分布概况

脊髓节段	分　　布
$T_{1\sim5}$	头、颈、胸腔脏器和上肢的血管、汗腺、竖毛肌
$T_{5\sim12}$	肝、脾、肾等和结肠左曲以上的消化管
$L_{1\sim3}$	结肠左曲以下的消化管,下肢的血管、汗腺、竖毛肌

(二) 副交感 N

1. **中枢部**　低级中枢位于脑干内的副交感 N 核及脊髓 $S_{2\sim4}$ 中间带内的骶副交感核。

2. 周围部

(1) 副交感 N 节　器官旁节、器官内节。

(2) 副交感 N 分布(表 9-22)

表 9-22 副交感 N 的分布概况

	副交感 N 核	相连脑 N	相关 N 节	分　布
颅部	动眼 N 副核	动眼 N	睫状 N 节	睫状肌、瞳孔括约肌
	上泌涎核	面 N	翼腭 N 节	泪腺、鼻腔黏膜腺
			下颌下 N 节	下颌下腺、舌下腺
	下泌涎核	舌咽 N	耳 N 节	腮腺
	迷走 N 背核	迷走 N	器官旁节、器官内节	颈胸腹脏器平滑肌、腺体
骶部	骶副交感核 ($S_{2\sim4}$)	盆内脏 N	器官旁节、器官内节	结肠左曲以下及盆腔脏器

（三）交感 N 与副交感 N 的主要区别（表9-23）

表9-23　交感 N 与副交感 N 的主要区别

	交感 N	副交感 N
低级中枢	$T_1 \sim L_3$ 的侧角	脑干、$S_{2\sim4}$ 中间带
周围节	椎旁、前 N 节	器官旁、内节
节前与节后 N 元比例	1个与多个组成突触	1个与较少组成突触
分布范围	广	较广
功能状态	运动或应激状态	安静或睡眠状态

（四）交感 N 与副交感 N 的作用（表9-24）

表9-24　交感 N 与副交感 N 的作用

	交感 N	副交感 N
眼球	瞳孔开大	瞳孔缩小
心脏	心跳加快加强 冠状 A 扩张	心跳减慢减弱 冠状 A 收缩
支气管、肺	支气管扩张	支气管收缩
胃、肠	抑制蠕动与分泌	促进蠕动与分泌
肝、胰	抑制分泌	促进分泌
膀胱	膀胱三角肌收缩，尿道内口关闭	膀胱逼尿肌收缩

二、内脏感觉 N

(一)内脏感觉冲动的传入径路

内脏器官的感觉→周围突→脊 N 节、脑 N 节→中枢突→脊髓后角和孤束核→大脑皮质。

(二)内脏感觉的特点

1. 对一般强度的刺激不起感觉,如胃蠕动、心跳动。
2. 对触觉、切割、烧灼等刺激很迟钝,对牵拉、膨胀等刺激很敏感。
3. 内脏痛是弥散的,定位不准确。
4. 常有牵涉痛,如心绞痛可引起左胸前壁及左肩痛,胆囊炎可引起右肩痛。

第六节 脑和脊髓的被膜

被膜 $\begin{cases} 硬膜:厚而坚韧 \\ 蛛网膜:薄而透明 \\ 软膜:富含血管、N \end{cases}$

一、硬膜

(一)硬脊膜

上端——附于枕骨大孔。

下端——至 S_2 平面以下变细。

硬膜外隙：硬脊膜与椎管内面骨膜之间有窄隙。内含 V 丛、淋巴管、疏松结缔组织、脂肪，此隙呈负压，有脊 N 通过。临床上硬膜外麻醉就是将药物注入此隙。

（二）硬脑膜

外层——颅骨内骨膜

内层——折叠成板状，伸入脑的裂隙之中，有矢状位的大脑镰和水平位的小脑幕。

硬脑膜窦：硬脑膜在某些部位内、外两层分离，形成管腔，内含 V 血，有上矢状窦、横窦、乙状窦、窦汇和海绵窦等。

二、蛛网膜

（一）脊髓蛛网膜

蛛网膜下隙：蛛网膜与软膜之间的腔隙，内含脑脊液。

蛛网膜下池：某些地方蛛网膜下隙扩大，主要有小脑延髓池和终池。

终池：脊髓蛛网膜下隙从脊髓下端至 S_2 水平面特别宽阔，称终池，内有马尾和终丝。临床上常在此处作穿刺，抽取脑脊液或注入药物。

（二）脑蛛网膜

蛛网膜粒：脑蛛网膜在上矢状窦两旁，形成许多颗粒小突起,突入上矢状窦内,脑脊液通过蛛网膜粒渗入上矢状窦内。

三、软膜

软膜紧贴在脊髓和脑的表面,并伸入脊髓和脑的沟裂中,包括软脊膜和软脑膜。

脉络丛:在脑室一定部位,软脑膜上的血管形成毛细血管丛,与室管膜上皮共同突入脑室。可产生脑脊液。

第七节 脑室和脑脊液

一、脑室

(一)侧脑室

位置:左、右大脑半球内。

分部:前角、后角、下角、中央部。

连通:经室间孔通第三脑室。

(二)第三脑室

位置:左、右背侧丘脑和下丘脑之间。

连通:经室间孔通侧脑室,经中脑水管通第四脑室。

(三)第四脑室

位置:延髓、脑桥与小脑之间。

连通：向上经中脑水管通第三脑室；向下通脊髓中央管；借一个正中孔、两个外侧孔通蛛网膜下隙。

二、脑脊液

产生：脉络丛产生，无色透明，95%来自侧脑室脉络丛。

作用：保护脑、脊髓免受振荡，维持颅内压，营养脑、脊髓，运送代谢产物。

位置：存在于各脑室，蛛网膜下隙，脊髓中央管。

循环：左、右侧脑室脉络丛产生的脑脊液→左、右室间孔→第三脑室(加上第三脑室脉络丛产生的脑脊液)→中脑水管→第四脑室(加上第四脑室脉络丛产生的脑脊液)→第四脑室正中孔和外侧孔→蛛网膜下隙→蛛网膜粒→上矢状窦→窦汇→横窦→乙状窦→颈内 V。

意义：若脑脊液循环阻塞，可导致脑积水和颅内压升高，甚至形成脑疝而危及生命。

第八节　脑和脊髓的血管

一、脑的血管

（一）动脉

颈内 A——营养大脑半球的前 2/3 和间脑前部。

椎 A——营养大脑半球的后 1/3 和间脑后部、脑干、小脑。

1. 颈内 A 起自颈总 A，经颈部上升至颅底，穿颈 A 管入颅腔，主要分支：

眼 A：视 N 管→眼眶→眼球及周围结构。

大脑前 A：大脑纵裂→胼胝体背侧→额、顶叶内侧面及两叶上外侧面的边缘部。

大脑中 A：外侧沟→上外侧面（皮质支）→尾状核、豆状核、内囊（中央支）。

后交通 A：向后与大脑后 A 吻合。

2. 椎 A 起自锁骨下 A，向上穿第 6～1 颈椎横突孔，经枕骨大孔入颅腔行于延髓腹侧，至脑桥下缘左、右椎 A 合为基底 A，主要分支：

大脑后 A：大脑颞叶下面、枕叶内侧面以及两叶上外侧面的边缘部，间脑。

3. **大脑 A 环**（Willis 环） 两侧颈内 A 末端、两侧大脑前 A 起始段、前交通 A、大脑后 A 起始段、后交通 A 共同组成，在颅底中央形成一 A 环。当此环的某一动脉血流减少或阻塞时，通过此环可使血液重新分配和代偿，以维持脑的血液供应。

【难点疑点】 关于大脑中 A：① 大脑中 A 是颈内 A 的直接分支，皮质支分布于大脑半球的上外侧面,该区域有躯体运动、感觉和语言等重要中枢;其中央支较细小,分布于尾状核、豆状核及内囊等处。故中风患者常与该 A 病变有关。② 大脑中 A 不参大脑 A 环的组成。

(二)静脉

脑 V 不与 A 伴行,可分为浅、深 V,然后回流至硬脑膜窦。

二、脊髓的血管

(一)动脉

脊髓前、后 A——来自椎 A。

节段性 A 的脊髓支——颈升 A、肋间后 A、腰 A。

(二)静脉

有脊髓前、后 V 和椎内 V 丛等。

附录

附录一 思考题

一、运动系统

(一)名词解释
1. 解剖学姿势
2. 矢状面
3. 骺线
4. 红骨髓
5. 椎间孔
6. 胸骨角
7. 翼点
8. 椎间盘
9. 间接连结

10. 肋弓

11. 钩椎关节

12. 腱鞘

13. 滑膜囊

14. 胸腰筋膜

15. 斜角肌间隙

16. 腹股沟韧带

17. 弓状线

18. 腹股沟管

(二) 问答题

1. 运动系统的组成和主要功能如何?

2. 试比较颈椎、胸椎、腰椎的异同点。

3. 腕骨有几块,名称如何? 它们的排列关系怎样?

4. 列出脑颅骨和面颅骨的名称及数目。

5. 在颅底内面有哪些主要的孔和裂?

6. 鼻旁窦有几对? 位置如何? 开口何处?

7. 关节的主要结构和辅助结构各有哪些?

8. 脊柱和胸廓的组成如何? 胸廓上口围成如何?

9. 肩、髋、膝关节的组成、结构特点及运动形式如何?

10. 前臂的旋前、旋后动作是由哪些关节参与?

* 11. 距小腿关节在跖屈时,为什么容易发生外侧韧带损伤?

12. 颞下颌关节的组成和运动形式如何?此关节在张口时,为什么容易向前脱位?

13. 骨盆是怎样构成的?下口的围成如何?男女性有何不同?

*14. 主要的呼吸肌有哪些?其作用如何?

15. 试述背阔肌、斜方肌、胸大肌的位置、起止和作用。

16. 膈位置如何?该肌的起止、形态、裂孔怎样?

*17. 腹肌的前外侧群包括哪几块?每块肌肉的纤维是怎样走行的?

18. 试述胸锁乳突肌的位置、起止和作用。

19. 试述三角肌、肱二头肌、肱三头肌的位置、起止和作用。

20. 前臂肌分几群?各群有哪些肌?

21. 试述臀大肌、股四头肌、小腿三头肌的位置、起止和作用。

22. 小腿肌分几群?各群包括哪些肌?

23. 试述参加肩关节屈、伸、外展、内收、旋内和旋外运动的肌分别有哪些?

24. 试述参加髋关节屈、伸、外展、内收、旋内和旋外运动的肌分别有哪些?

*25. 膝关节运动的主要形式及其参加运动的肌如何?

*26. 试述参加足背屈、足跖屈、足内翻和足外翻运动的肌分别有哪些?

*27. 维持人体解剖学姿势主要由哪些肌参与?

二、消化系统

(一)名词解释

1. 舌乳头
2. 咽峡
3. 肝门
4. 齿状线
5. 肝胰壶腹
6. 腹膜腔
7. 肝十二指肠韧带
8. 系膜

(二)问答题

1. 消化管包括哪些器官?上消化道指的是哪些器官?
2. 腹部的标志线、分部及分区如何?
3. 舌乳头有哪些?
4. 三对唾液腺位于何处?其导管分别开口于何处?

5. 咽的位置、分部及其交通怎样？

6. 食管的长度、狭窄及其距中切牙的距离怎样？

7. 胃的位置、形态、分部怎样？

8. 试从结构和功能上比较大肠、小肠的差别。

9. 阑尾根部的体表投影怎样？

10. 简述肝的位置和体表投影。

11. 胆囊的位置、分部和胆囊底的体表投影如何？

*12. 胆汁的产生和排出途径怎样？

*13. 幽门、肝胰壶腹、回盲口和肛管周围各有何制约结构？

*14. 一男孩不慎吞下一小玻璃球，第二天早上随大便排出，请写出玻璃球在小孩体内的运行途径。

三、呼吸系统

（一）名词解释

1. 嗅部
2. 喉室
3. 肺门
4. 肺段
5. 胸膜腔
6. 肋膈隐窝
7. 纵隔

(二)问答题

1. 呼吸系统的组成如何?上、下呼吸道分别指的是哪些器官?

2. 鼻腔的分部和黏膜分部如何?

3. 喉软骨有哪些?喉腔分部如何?

4. 试从形态结构上比较左、右支气管及左、右肺的差别。

5. 壁胸膜的分部如何?

6. 肺下缘和胸膜下界的体表投影怎样?

*7. 左肺下叶肺组织内积痰,依次经何途经由口排出体外?

*8. 纤维支气管镜由口依次经何途径到达右肺上叶?

四、泌尿系统

(一)名词解释

1. 肾门
2. 肾锥体
3. 肾区
4. 膀胱三角

(二)问答题

1. 泌尿系统由哪些器官组成?
2. 肾的位置、外形、内部结构、被膜如何?

3. 列举具有门的器官,并指出各门中通过的结构。

4. 输尿管的分部和狭窄怎样?

5. 膀胱的位置和毗邻怎样?

6. 试从结构和功能上比较男、女性尿道的差别。

*7. 男性肾盂结石患者,其结石需经过哪些狭窄处才能由尿道排出体外?

五、生殖系统

(一) 名词解释

1. 射精管
2. 精索
3. 输卵管伞
4. 阴道穹
5. 会阴

(二) 问答题

1. 男性生殖器由哪些器官组成?
2. 输精管的分部和结扎部位如何?
3. 射精管的组成及其开口怎样?
4. 精子在何处产生?通过哪些管道排出体外?
5. 男性尿道的分部、弯曲、狭窄如何?
6. 输卵管分部和结扎部位如何?
7. 子宫位置、分部、姿势及固定装置怎样?

＊8. 试从解剖角度论述男、女性导尿操作要点。

＊9. 某已婚妇女因输卵管妊娠破裂而大出血。问：其腹膜腔内的积血在半卧位时最先积于何处？若进行阴道穹后部穿刺，针尖依次经何途径抽出积血？

六、循环系统

（一）名词解释

1. 动脉
2. 体循环
3. 卵圆窝
3. 心的传导系统
4. 窦房结
5. 颈动脉窦
6. 颈动脉小球
7. 静脉角
8. 乳糜池

（二）问答题

1. 循环系统的组成如何？
2. 试述体循环和肺循环的径途。
3. 心的外形有哪些形态结构？

＊4. 心内血液定向流动的结构有哪些？当心脏收缩或舒张时，分别处于什么状态？

5. 掌浅弓、掌深弓的组成如何？

6. 腹腔干的分支及分布如何？

* 7. 肝、胃、甲状腺、大肠、直肠的动脉供应及来源怎样？

* 8. 全身哪些浅静脉有临床意义？

9. 简述肝门静脉的组成、收集范围和属支。

* 10. 为什么左精索内静脉易发生静脉曲张？

* 11. 胆囊炎患者,于右臀部肌注青霉素,试问药物如何到达胆囊的？

* 12. 右侧手背桡侧静脉点滴抗菌素治疗阑尾炎,试问药物如何到达阑尾的？

* 13. 口服黄连素后,尿液呈黄色,试问黄连素经过哪些途径排出体外的？

* 14. 喝酒后,呼出的气体内含有酒味,问酒精是经何途径被呼出体外的？

* 15. 自股动脉插管到冠状动脉进行冠状动脉造影,其途径如何？

* 16. 下肢大隐静脉内血栓脱落,最后梗塞于肺,问此血栓通过哪些途径至肺？

17. 胸导管的组成、走行、注入和收集范围怎样？

* 18. 胃癌患者为什么可引起左侧锁骨上淋巴结肿大？

19. 脾的位置、形态和功能怎样？

七、内分泌系统

(一) 名词解释

1. 内分泌腺
2. 甲状腺峡

(二) 问答题

1. 内分泌系统组成如何？
2. 甲状腺的位置和形态怎样？
3. 甲状旁腺的位置和形态怎样？
4. 肾上腺的位置和形态怎样？可分泌哪些激素？
5. 垂体的位置和形态怎样？

八、感觉器

(一) 名词解释

1. 视神经盘
2. 黄斑、中央凹
3. 巩膜静脉窦
4. 鼓膜
5. 螺旋器

(二) 问答题

1. 眼球壁有哪几层？每层又分为几部？

2. 用眼底镜做眼底检查,能看到哪些结构?

3. 屈光装置包括哪几部分?

4. 房水是怎样产生和循环的?

5. 翻开眼睑检查时,能看到眼前部哪些结构?

6. 试述泪液的产生和排出途径。

* 7. 眼病患者用氯霉素眼药水滴眼后,有时会感到口腔后部有苦味,为什么?

* 8. 为何婴幼儿在患上呼吸道感染后较易继发中耳炎?

9. 内耳的分部如何? 位觉和听觉的感受装置位于何处?

10. 声波是如何传到大脑并产生听觉的?

九、神经系统

(一)名词解释

1. 神经纤维
2. 突触
3. 灰质
4. 白质
5. 神经核
6. 神经节
7. 纤维束

8. 神经
9. 内囊
10. 白交通支
11. 硬膜外隙
12. 硬脑膜窦
13. 蛛网膜下隙
14. 蛛网膜粒
15. 大脑动脉环

(二) 问答题

1. 神经系统的分部如何?
2. 反射弧包括哪几个环节?
* 3. 某患者高热后,发现左下肢肌肉瘫痪,肌张力低下,肌肉萎缩,膝腱反射消失,病理反射阴性,浅深感觉正常。问:病变在何处,为什么?
4. 脊神经的性质如何?纤维成分的来源和分布如何?
5. 试述臂丛的组成、分束及分支如何?
* 6. 肱骨中段骨折易损伤哪条神经,该神经损伤后出现什么症状?为什么?
* 7. 试述尺神经损伤后出现"爪形手"的形态学基础。
* 8. 一长期使用腋杖不当的患者产生腕下垂,上肢不能外展,三角肌部位和手背桡侧半皮肤感觉减弱,问:受损的是什么神经,为什么?

*9. 腓骨颈骨折易损伤哪条神经,该神经损伤后出现什么症状?为什么?

10. 腰丛的组成和位置及分支如何?

11. 试述骶丛的组成,并指出梨状肌上、下孔和坐骨小孔各有哪些神经通过?

12. 试述十二对脑神经的名称、性质和出入颅的部位。

13. 面神经在面神经管内或管外受损伤后,各自症状如何?

14. 唾液腺的分泌各受什么神经支配?

*15. 左侧视神经与左侧动眼神经损伤,在瞳孔对光反射方面有何不同?为什么?

*16. 左手中指采血,其痛觉如何传到中枢?

*17. 针刺右手背桡侧合谷穴,其痛觉如何传到中枢?

*18. 针刺左侧小腿内侧面皮肤,其痛觉如何传到中枢?

19. 面神经核上瘫与核下瘫时出现的症状有何不同?为什么?

*20. 光照右眼出现双侧瞳孔缩小,光照左眼时不出

现双瞳孔缩小;光照任何一侧眼,只出现左侧瞳孔缩小,以上情况如何分析?

*21. 刺激任何一侧角膜,只在右眼出现角膜反射;而刺激右侧角膜时,只出现左眼角膜反射,而右眼则无反射,以上情况如何分析?

*22. 有一60岁男子,突然昏倒,意识恢复后,说话不清。经检查发现:右上、下肢不能运动,肌肉强硬,膝反射和肱二头肌腱反射亢进,Babinski征阳性,两侧额纹对等,均能闭目,右侧鼻唇沟变浅,口角歪向左侧,伸舌时舌尖偏向右侧;右半身痛觉丧失;双眼右半视野偏盲。问:病变位于何处?为什么出现上述症状?

23. 何谓内囊?其分部及各部的主要传导束如何?有何临床意义?

24. 试述脑脊液的产生、循环途径及功能。

附录二 带"*"号问答题答案

一、运动系统

11. 距小腿关节的距骨滑车呈前宽后窄状,当跖屈时,滑车后窄部进入关节窝内,故可有轻微的侧方运动,此时距小腿关节松动而稳定性较差,易造成足内翻而损伤外侧韧带。

14. 主要的呼吸肌有膈、肋间外肌、肋间内肌、胸大肌、胸小肌、前锯肌和腹肌前外侧群。膈收缩时,圆顶下降,胸腔容积扩大,引起吸气;膈舒张时,圆顶恢复原位,胸腔容积减少,引起呼气。肋间外肌收缩时,可提肋助吸气。肋间内肌收缩时可降肋助呼气。当上肢上举固定时,胸大肌可上提肋,协助吸气。当肩胛骨固定时,胸小肌可上提第3~5肋,协助吸气。当肩胛骨固定时,前锯肌可提肋,协助呼气。腹肌前外侧群收缩时,可以缩小腹腔,增加腹压,以协助呼气。

17. 腹肌的前外侧群有腹直肌、腹外斜肌、腹内斜肌和腹横肌。腹直肌肌纤维是由下向上走行;腹外斜肌肌纤维是自后上行向前下方;腹内斜肌肌纤维上方大部分自外下行向前上方,其下部肌纤维行向前下方;腹横肌纤维则由后外行向前内。

25. 膝关节运动的主要形式为伸膝关节和屈膝关节。伸膝关节的肌肉有股四头肌。屈膝关节的肌肉有半腱肌、半膜肌、股二头肌、缝匠肌、股薄肌和腓肠肌。

26. 足跖屈的肌有小腿三头肌、趾长屈肌、胫骨后肌、踇长屈肌、腓骨长肌和腓骨短肌。足背屈的肌有胫骨前肌、踇长伸肌和趾长伸肌。足内翻的肌有胫骨前肌、胫骨后肌、踇长屈肌和趾长屈肌。足外翻的肌有腓骨长肌和腓骨短肌。

27. 维持人体解剖学姿势的肌肉有胸锁乳突肌、竖脊肌、臀大肌、股四头肌、小腿三头肌,其中后四者为维持人体直立姿势的肌肉。

二、消化系统

12. 胆汁由肝分泌的。当未进餐时,肝分泌的胆汁,经肝左、右管→肝总管→胆总管→胆囊管→胆囊,最后贮存于胆囊内,并浓缩。当进餐时,肝分泌的胆汁,直接由肝左、右管→肝总管→胆总管→肝胰壶腹(Oddi括约肌)→十二指肠大乳头,流入十二指肠内;另外,由于进餐,刺激胆囊,引起胆囊收缩,将胆汁挤压出去,经胆囊管→胆总管→肝胰壶腹(Oddi括约肌)→十二指肠大乳头,流入十二指肠内。

13. 在幽门处的环形平滑肌特别增厚,形成幽门括约肌,括约肌内面的黏膜向内形成环状皱襞,称幽门瓣。两者可控制胃内容物的排放和防止十二指肠内容物逆流入胃。

胆总管末端与胰管汇合处,形成膨大的总管称肝胰壶腹(Vater壶腹),壶腹周围有环形平滑肌加强,称肝胰壶腹括约肌(Oddi括约肌),可控制胆汁和胰液的排放以及防止十二指肠内容物逆流入胆总管和胰管内。

回肠末端与盲肠相接处有一回盲口。口的上、下缘各有一半月形黏膜皱襞，称回盲瓣，此瓣可防止大肠内容物逆流入小肠。

肛管的环形平滑肌特别增厚，形成肛门内括约肌，此肌可协助排便；环绕在肛门内括约肌周围的骨骼肌也增强，形成肛门外括约肌，此肌可控制排便。

14. 玻璃球→口裂→口腔→咽峡→口咽→喉咽→食管→胃→十二指肠→空肠→回肠→盲肠→升结肠→横结肠→降结肠→乙状结肠→直肠→肛管→体外。

三、呼吸系统

7. 左肺下叶肺组织内积痰→左肺下叶由小到大的各级支气管→左肺段支气管→左下叶支气管→左主支气管→气管→声门下腔→喉中间腔→喉前庭→喉口→喉咽→口咽→咽峡→口腔→口裂→体外。

8. 纤维支气管镜→口裂→口腔→咽峡→口咽→喉咽→喉口→喉前庭→喉中间腔→声门下腔→气管→右主支气管→右肺上叶的上叶支气管。

四、泌尿系统

7. 结石须先经输尿管的三个生理性狭窄进入膀胱，即输尿管的起始处、输尿管跨过髂血管处及输尿管穿过膀胱壁处;然后再经尿道的三个生理性狭窄排出体外,即尿道内口、尿道膜部及尿道外口。

五、生殖系统

8. **男性导尿操作要点** ① 男性尿道较长,有18~22 cm,因此插管时要达到此深度;② 尿道管径较细,且有3个狭窄(分别位于尿道内口、膜部和尿道外口),因此插管时动作要慢;③ 男性尿道有2个弯曲(即耻骨下弯和耻骨前弯),因此插管时要将阴茎向上提起,以便于导出尿液和防止损伤尿道。

女性导尿操作要点　女性尿道外口开口于阴道前庭,注意找准此口,并与其他开口相鉴别。阴道前庭为两侧小阴唇之间的裂隙,有4个开口。其前部有尿道外口,后部有阴道口,小阴唇与处女膜之间的沟内(即阴道口的后外侧)有前庭大腺的开口。女性尿道短,长3~5 cm,管径较粗,管腔较直,且易于扩张,因此较男性导尿操作容易。

9. 输卵管妊娠破裂而大出血时,腹膜腔内的积血在半卧位时最先积于直肠子宫陷凹,因为在半卧位时直肠子宫陷凹是腹膜腔的最低点。若进行阴道穹后部穿刺,针尖依次经过:阴道口→阴道→阴道穹后部→直肠子宫陷凹→抽出积血。

六、循环系统

4. 保持心内血液定向流动的结构有二尖瓣、三尖瓣、主A瓣和肺A瓣。二尖瓣位于左房室口周围,三尖瓣位于右房室口周围,主A瓣位于主A口周围,肺A瓣位于肺A口周围。当心脏收缩时,二尖瓣和三尖瓣关闭,主A瓣和肺A瓣开放。当心脏舒张时,二尖瓣和三尖瓣开放,主A瓣和肺A瓣关闭。

7. 肝的A供应为分左支和右支,来自肝固有A。胆的A供应为胆囊A,来自肝固有A分出的右支。胃的A供应为胃左、右A、胃网膜左、右A和胃短A,胃左A来自腹腔干,胃右A来自肝固有A,胃网膜左A来自脾A,胃网膜右A来自胃十二指肠A,胃短A来自脾A。脾的A供应为脾支,来自脾A。甲状腺的A供应为甲状腺上、下A,甲状腺上A来自颈外A,甲状腺下A来自甲状颈干。阑尾的A供应为阑尾A,来自回结肠A。大肠的A供应有回结肠A、右结肠A、中结肠A、左结肠A、乙状结肠A、直肠上A、直肠下A,回结肠A、右结肠A、中结肠A来自肠系膜上A,左结肠A、乙状结肠、直肠上A来自肠系膜下A,直肠下A来自髂内A。

8. 全身有临床意义的浅静脉有颈外V、头V、贵要

V、肘正中 V、大隐 V、小隐 V。

10. 精索内 V 起自睾丸和附睾,呈蔓状缠绕睾丸 A 组成蔓状 V 丛。由此丛向上逐渐汇合成一条睾丸 V。由于左侧睾丸 V 不直接注入下腔 V,而是先注入左肾 V,再由左肾 V 注入下腔 V,因此左侧 V 血回流的途径较右侧长,血液易发生淤阻现象,造成左精索内 V 曲张。

11. 右臀部→右臀上 V→右髂内 V→右髂总 V→下腔 V→右心房→右心室→肺 A→肺泡毛细血管→肺 V→左心房→左心室→升主 A→主 A 弓→胸主 A→腹主 A→腹腔干→肝总 A→肝固有 A→右支→胆囊 A→胆囊。

12. 右手背桡侧 V→右头 V→右腋 V→右锁骨下 V→右头臂 V→上腔 V→右心房→右心室→肺 A→肺泡毛细血管→肺 V→左心房→左心室→升主 A→主 A 弓→胸主 A→腹主 A→肠系膜上 A→回结肠 A→阑尾 A→阑尾。

13. 口腔→咽峡→咽→食管→胃→小肠→肠系膜上 V→肝门 V→肝→肝 V→下腔 V→右心房→右心室→肺 A→肺泡毛细血管→肺 V→左心房→左心室→升主 A→主 A 弓→胸主 A→腹主 A→肾 A→肾→肾盂→输尿管→膀胱→尿道→体外。

14. 酒→口腔→咽→食管→胃(胃周围的静脉)→小肠→肠系膜上静脉→肝门静脉→肝→肝静脉→下腔静脉→右心房→右心室→肺动脉→肺泡毛细血管→肺泡→肺内各级支气管→左、右主支气管→气管→喉→咽→鼻(或口)→体外。

15. 插管→股动脉→髂外动脉→髂总动脉→腹主动脉→胸主动脉→主动脉弓→升主动脉→左、右冠状动脉。

16. 大隐 V→股 V→髂外 V→髂总 V→下腔 V→右心房→右心室→肺 A→肺。

18. ① 颈外侧深淋巴结除了位于颈内 V 周围外,其下段的淋巴结还延伸到锁骨上方,称锁骨上淋巴结。颈外侧深淋巴结的输出管汇集成颈干。② 胃的淋巴引流经过局部淋巴结,最后汇入腹腔淋巴结,经过肠干,注入乳糜池,然后顺胸导管在左 V 角处回流入 V。③ 因左颈干汇入胸导管处缺少瓣膜,胃癌细胞发生淋巴转移时,可能在此处由胸导管逆流入左颈干,再至左锁骨上淋巴结,导致左锁骨上淋巴结肿大。

七、感觉器

7. 氯霉素眼药水→结膜囊→上、下泪小点→泪小管→泪囊→鼻泪管→下鼻道→鼻后孔→鼻咽部→口咽部→咽峡→舌根(其表面黏膜有味蕾)。

8. 鼻咽部外侧壁有一咽鼓管咽口通中耳鼓室,且黏膜互相延续;幼儿由于咽鼓管较成人短而水平,腔较大,故咽部的感染易沿咽鼓管侵入鼓室,引起中耳炎。

八、神经系统

3. 病变在左侧腰髓节段的前角细胞。左侧腰髓节段前角细胞的轴突参加腰丛,支配左下肢(大腿前群、内侧群)的肌肉;浅、深感觉正常,可排除神经干的病变。该病变是下运动N元损伤。

6. 肱骨中段骨折时易损伤桡N,因为桡N紧贴肱骨体上的桡N沟行走。损伤后,主要出现为桡N深支支配的前臂肌瘫痪,不能伸腕和伸指,呈垂腕姿态,另外桡N浅支所分布的手背桡侧半和桡侧两个半指节背面皮肤感觉障碍,以手背第1、2掌骨之间的皮肤最为明显。

7. 尺N支配第3、4蚓状肌,蚓状肌的作用是屈掌指关节和伸指骨间关节,所以尺N损伤后,第4、5指的掌指关节过伸和指骨间关节屈曲,形似鹰爪,故称爪形手。

8. 该病人受损的是后束,后束主要的分支是腋N和桡N。腋N肌支支配三角肌和小圆肌,皮支分布到肩关节和肩部的皮肤,三角肌和小圆肌的作用是外展肩关节,故损伤了腋N会出现上肢不能外展,三角肌部位皮肤感觉减弱。桡N肌支支配肱三头肌、肱桡肌以及前臂后群肌,皮支分布手背桡侧半皮肤,故损伤了桡N会出现腕下垂和手背桡侧半皮肤感觉减弱。

9. 腓骨颈骨折易损伤腓总N。腓总N自坐骨N发出后,自腘窝上外侧缘向外下方行,绕腓骨颈到小腿前面,故此处骨折易伤及腓总N。主要症状有:足不能背屈,不能外翻,不能伸趾。出现足下垂并内翻,走路呈跨阈步态,小腿前外侧面下部和足背皮肤感觉障碍。腓总N分为腓浅N和腓深N,腓浅N肌支支配腓骨长、短肌,皮支分布于小腿前外侧面下部和足背皮肤;腓深N支配小腿肌前群和足背肌。腓总N损伤后,因腓骨长、短肌以及胫骨前肌瘫痪,而胫骨后肌拮抗,故出现内翻;又因踇长伸肌、趾长伸肌以及胫骨前肌瘫痪,而小腿肌后群拮抗,故出现足下垂;皮支损伤后,会出现分布区域的小腿前外侧面下部和足背皮肤感觉障碍。

15. 左侧视N损伤,光照左眼时,不能引起任何一侧瞳孔缩小,光照右眼时,可引起双侧瞳孔缩小。左侧动眼N损伤,光照任何一侧眼球,左侧瞳孔无反应,而右侧瞳孔能缩小。前者是瞳孔对光反射的传入N,后者是传出N,故两者有差别。

16. 左手中指痛觉→左正中 N→左臂丛→左脊 N 节→左后角细胞→上升1~2个节段→白质前连合交叉至右侧→右脊髓丘脑侧束→延髓→脑桥→中脑→右侧背侧丘脑→右丘脑皮质束→右内囊后肢→右侧中央后回中 1/3。

17. 右手合谷穴痛觉→右桡 N→右臂丛→右脊 N 节→右后角细胞→上升1~2个节段→白质前连合交叉至左侧→脊髓丘脑侧束→延髓→脑桥→中脑→左侧背侧丘脑→左丘脑皮质束→左内囊后肢→左侧中央后回中 1/3。

18. 左侧小腿内侧面皮肤痛觉→左隐 N→左股 N→左腰丛→左脊 N 节→左后角细胞→上升 1~2 个节段→白质前连合交叉至右侧→右脊髓丘脑侧束→延髓→脑桥→中脑→右侧背侧丘脑→右丘脑皮质束→右内囊后肢→右侧中央后回上 1/3 及中央旁小叶后部。

20. 光照右眼出现双侧瞳孔缩小，而光照左眼时不出现双瞳孔缩小，这说明左眼视 N 已经损伤,传入 N 不能传入冲动,故出现上述现象。光照任何一侧眼，只出现左侧瞳孔缩小，这说明右侧动眼 N 受损,传出 N 不能传出 N 冲动。

21. 刺激任何一侧角膜,只在右眼出现角膜反射,这说明左侧面 N 已经损伤,传出 N 不能传出 N 冲动。

当刺激右侧角膜时,只出现左眼角膜反射,而右眼则无反射,这说明右侧面 N 已经损伤,以上两种情况都属传出 N 受损而致。

22. 病变部位在左侧内囊。损伤了左侧内囊后肢皮质脊髓束,引起右半身痉挛性瘫痪;损伤了左侧内囊膝部皮质核束,引起右侧面肌和舌肌核上瘫;损伤了左侧内囊后肢丘脑皮质束,引起右半身痛觉丧失;损伤了左侧内囊后肢视辐射,引起双眼右半视野偏盲。